Helmuth Koch • Hildegard Steinhauser
Die Dorn-Therapie

Helmuth Koch • Hildegard Steinhauser

Die Dorn-Therapie

Grundlagen und praktische Durchführung.

Mit Breuß-Massage

2., völlig überarbeitete und erweiterte Auflage

Foitzick Verlag München

Bibliografische Information Der Deutschen Bibliothek
Die Deutsche Bibliothek verzeichnet diese Publikation in der Deutschen
Nationalbibliografie; detaillierte bibliografische Daten sind im Internet über
<http://dnb.ddb.de> abrufbar.

© 2004 Klaus Foitzick Verlag, München
1. Auflage 2001 Klaus Foitzick Verlag, München (ISBN 3-929338-11-4)
2. Auflage 2004 Klaus Foitzick Verlag, München (ISBN 3-929338-27-0)
Planung: Andreas Beutel, München
Lektorat: Dr. Inge Ziegler, München
Layout und Satz: paper-back gmbh, München
Umschlagskonzept: paper-back gmbh, München
Druck und Bindung: AZ Druck und Datentechnik GmbH, Kempten (Allgäu)
Titelfoto, Porträt Rückseite: Christoph Weiser, München

ISBN 3-929338-27-0

Inhaltsverzeichnis

Geleitwort

Als ich vor ca. 30 Jahren selbst von einem heftigen Hexenschuss geplagt wurde und einen alten Bauern im Nachbardorf aufsuchte, hätte ich nie geahnt, was sich aus diesem Besuch alles entwickeln würde. Zu meinem Erstaunen wurde ich durch eine einfache Behandlung von ihm von meinen quälenden Schmerzen befreit! Von nun an begann ich – ohne dass ich es irgendwo gelernt hatte – selbst mit meinen Händen andere Menschen zu behandeln und meine Methode zu verbreiten. So entstand sie also – die Dorn-Therapie.

Die zahlreichen Behandlungserfolge und das große Interesse an meinen Seminaren bestätigten mich immer wieder darin, möglichst viele Menschen in den Genuss dieser sanften und doch erfolgreichen, manuellen Therapie kommen zu lassen. Bei dieser Aufgabe werde ich inzwischen von zahlreichen Therapeuten unterstützt. Hierzu gehören auch Helmuth Koch und Hildegard Steinhauser. Helmuth Koch lernte die Dorn-Therapie vor ca. 12 Jahren bei mir, Hildegard Steinhauser lernte sie anschließend bei Helmuth Koch. Inzwischen haben sich die Beiden nicht nur durch ihre praktische Arbeit, sondern auch durch ihre zahlreichen Seminare zur Dorn-Therapie und der Organisation mehrerer Dorn-Kongresse in Memmingen einen Namen gemacht.

Es freut mich daher ganz besonders, dass sie sich nun auch der Herausforderung gestellt haben, ein Buch für Dorn-Therapeuten und Dorn-Interessierte zu schreiben.

Von den Grundlagen, über Praxisausstattung, Abrechnungsfragen bis zur Untersuchung und Behandlung erfährt der Leser alles, was er über die Dorn-Therapie wissen muss. Zahlreiche Fotos, genaue Beschreibungen der Griffe und Fallbeispiele erleichtern die praktische Umsetzung.

Möge das Buch eine große Verbreitung finden und zum Wohle der Patienten neue Anhänger der Dorn-Therapie gewinnen.

Lautrach, im Mai 2001   Dieter Dorn

Hinweis

Die Dorn-Therapie ist eine einfache, wirkungsvolle und schonende Art, die Wirbelsäule zu behandeln. Grundsätzlich kann sie nach einer entsprechenden Anleitung auch von einem begabten Laien ausgeführt werden. Dieses Buch richtet sich jedoch an den Therapeuten, der nach Dorn behandeln möchte. Zur besseren Lesbarkeit erscheint im Text meist nur die männliche Form, also der Therapeut, der Patient usw. Selbstverständlich sind Frauen – Therapeutinnen und Patientinnen – gleichermaßen angesprochen.

Vorwort

Es ist uns eine große Freude und erfüllt uns mit Dankbarkeit, dass wir dieses Buch mit Unterstützung der Mitarbeiter des Foitzick Verlags schreiben durften.

In diesem Buch können wir unsere 12-jährige Erfahrung mit der Dorn-Therapie in unserer Naturheilpraxis in Lindau/B. und auch unsere Erfahrungen bei den vielen praktischen Seminaren zur Dorn-Therapie und zur Breuß-Massage niederschreiben.

Dieses Buch ist ein praktisches Fachbuch zur Dorn-Therapie. Wir haben dieses Buch geschrieben, damit noch viele weitere Therapeuten angeregt werden, diese wunderbare Behandlungsart für sich zu entdecken, um genauso erfolgreich wie wir und viele andere Dorn-Therapeuten viele Betroffene auf ganz einfache Art, eben mit der Dorn-Therapie, von ihren Rücken- und Gelenkproblemen zu befreien.

Es ist immer wieder ein wunderbares Erlebnis, Patienten zu sehen, die kaum glauben können, dass sie nach einer Dorn-Behandlung plötzlich wieder mit gleich langen Beinen und ohne Schmerzen dastehen, obwohl sie schon so viel durchgemacht und ausprobiert haben.

Für diese einzigartige Erfahrung danken wir Dieter Dorn aus Lautrach, der uns diese Methode gelehrt hat und Harald Fleig aus Wehr, der uns auf diesen Weg gebracht hat. Ein herzliches Dankeschön den Beiden. Bedanken möchten wir uns außerdem bei unserem Kollegen Marcus Angemeer aus Wertingen, der sich für die Fotos in diesem Buch zur Verfügung gestellt hat.

Vertrauen und Demut sind Eigenschaften, die wir von Dieter Dorn bei seiner Arbeit abgeschaut haben und die auch ein wichtiger Teil bei unserer Arbeit mit der Dorn-Therapie wurden. So halten wir es auch bei unseren Wirbelsäulen-Seminaren und geben diesen „wahren Schatz" an alle, die die Dorn-Therapie lernen möchten, weiter.

Gott segne alle, die mit der Dorn-Therapie arbeiten oder in Zukunft arbeiten werden und auch die Patienten, die die segensreiche Hilfe der Dorn-Therapie und der Breuß-Massage an sich erleben durften und dürfen.

Dank sagen möchten wir auch unseren vielen Patienten und Schülern, denn jeder einzelne von ihnen hat uns auf dem Weg der Dorn-Therapie ein Stück weiter gebracht.

Lindau, Mai 2001   Hildegard Steinhauser und Helmuth Koch

Vorwort zur 2. Auflage

Wir freuen uns sehr über den großen Anklang, den unser Buch bislang schon gefunden hat. Da immer mehr Therapeuten mit der Dorn-Therapie erfolgreich arbeiten, entwickelt sich auch diese Methode immer weiter. Bei unserem Wirbelsäulenkongress, den wir im zweijährigen Rhythmus durchführen, werden durch intensiven Austausch der Dorn-Therapeuten immer wieder neue Ideen geboren.

Zum tieferen Verständnis der „Fernwirkungen" von verschobenen Gelenken und Wirbeln haben Dieter Dorn, Dr. Graulich und andere Therapeuten die Meridianlehre herangezogen, die wir in dieser Auflage erstmals aufgenommen haben.

Die Behandlung von Babys und Kleinkindern mit der Dorn-Therapie entwickelt sich regelrecht zu einer Revolution in der Kinderheilkunde. Wir stehen hier erst am Anfang. Die bisherigen Erfahrungen sind sehr überzeugend und werden in dieser 2. Auflage dargestellt. Wir bitten alle Dorn-Therapeuten, die durch unsere Anregungen und durch eigene Erfahrungen, Kinder und Babys nach der Dorn-Therapie behandelt haben, uns ihre besonderen Beobachtungen mitzuteilen.

Außerdem haben wir in dieser 2. Auflage verschiedene Erweiterungen, Ergänzungen und Korrekturen eingefügt. Zum Beispiel haben wir die Behandlung des Kniegelenks mit einer einfacheren und für den Therapeuten angenehmeren Behandlungstechnik ergänzt.

Wir wünschen der Dorn-Therapie weiter eine so rasante Verbreitung wie in den letzten Jahren und freuen uns auf neue Erfahrungen.

Lindau, März 2004   Hildegard Steinhauser und Helmuth Koch

Einführung

Die Dorn-Therapie gehört zur manuellen Medizin, die von Ärzten und Heilpraktikern gleichermaßen eingesetzt wird. Als sanfte, einfache und schnell erlernbare Methode zum Einrichten von Gelenken und Wirbeln erfreut sie sich zunehmender Beliebtheit. Schließlich wird immer deutlicher, dass Fehlstellungen der Wirbel und Gelenke nicht nur Beschwerden des Bewegungsapparates, sondern auch innerer Organe und sogar der Psyche nach sich ziehen können.

Begründet wurde die Dorn-Therapie von Dieter Dorn, der im Allgäu eine kleine Landwirtschaft und ein Sägewerk betreibt. Zu der Methode der sanften Wirbelkorrektur kam er selbst durch einen Hexenschuss, den ein alter Mann aus dem Nachbardorf verblüffend schnell beseitigte. Von der Wirkung beeindruckt entwickelte Dorn auf dieser Basis ein eigenes Therapieverfahren – die so genannte Dorn-Therapie. Inzwischen haben einige Hundert Schüler die Dorn-Therapie von ihm gelernt. Ein Grund für das rege Interesse an der Dorn-Therapie ist sicher der, dass die Methode recht einfach ist. Jeder Begabte kann die Grundzüge in zwei bis drei Tagen lernen.

Die Dorn-Therapie ist bei korrekter Anwendung ungefährlich und sie kann an jedem Ort und zu jeder Zeit angewandt werden. Die einzigen Voraussetzungen sind gesunde, kräftige und gefühlvolle Hände und ein gutes Einfühlungsvermögen. Die Dorn-Therapie kommt ohne Hilfsmittel und Medikamente aus. Umfangreiche medizinische Kenntnisse sind zwar von Vorteil, aber keine unbedingte Voraussetzung. Außerdem wird der Patient angehalten, aktiv an seiner Gesundung mitzuarbeiten. Nach einer kurzen Anleitung ist der Patient in der Lage, vorbeugende und unterstützende Übungen („Hausaufgaben") durchzuführen, die für einen dauerhaften Erfolg von großer Bedeutung sind.

Die Dorn-Therapie findet immer mehr Anhänger im professionellen Bereich. Heilpraktiker setzen sie als Basistherapie ein oder nutzen die Therapie als Ergänzung zu ihren bewährten Praktiken. Angehörige der medizinischen Heilberufe wie Krankengymnasten, Physiotherapeuten, Masseure und Hebammen können ihren Patienten Hilfe zur Selbsthilfe geben. Auch Ärzte können von dieser außerordentlich erfolgreichen Methode profitieren. Trotz ihrer Einfachheit führt sie in den meisten Fällen rasch zu einem sicht- und fühlbaren Erfolg.

Die Dorn-Praxis –
rechtliche und organisatorische Fragen

Auch wenn die Dorn-Therapie ohne Hilfsmittel auskommt, gibt es einige Dinge, die in der Dorn-Praxis zu beachten sind. Selbst wer schon eine Praxis hat und diese lediglich um die Dorn-Therapie erweitern möchte, muss wissen, welche speziellen Anforderungen die Dorn-Therapie an ihn und seine Praxis stellt und wie die Behandlungen abzurechnen sind.

Aus- und Fortbildung

Zunächst einmal muss die Dorn-Therapie gründlich gelernt und beherrscht werden. Hierzu gibt es verschiedene Wege. Doch nicht jeder, der die Behandlung beherrscht, darf sie auch am Patienten ausüben.

Wer darf die Dorn-Therapie anwenden?

Grundsätzlich zählt die Dorn-Therapie zu den Heilbehandlungen, die nur vom Arzt oder Heilpraktiker ausgeführt werden dürfen. Auf Anordnung eines Arztes oder Heilpraktikers wird sie als manuelle Therapie auch von Physiotherapeuten und Masseuren eingesetzt. Bei Masseuren sind jedoch Einschränkungen hinsichtlich der Behandlung der Wirbelsäule zu beachten. Weil sie – korrekt angewandt – keinen Schaden anrichten kann, bietet sie sich auch zur Selbstbehandlung an. In eigener Verantwortung dürfen Laien sich selbst und ihren Freunden und Verwandten helfen, sofern die Hilfe spontan, gelegentlich und unentgeltlich erfolgt.

spontan   aus der Situation heraus, ungeplant
gelegentlich   keine festen Therapiezeiten, Hilfe nur ab und zu
unentgeltlich   keine Bezahlung, keine Spende, keine Gegenleistung

Mit Problemen wegen Verstoßes gegen das Heilpraktikergesetz muss rechnen, wer die Dorn-Therapie am gleichen Ort, zur gleichen Zeit oder regelmäßig ausübt, sich dafür bezahlen lässt oder Spenden annimmt. Dann vermuten die zuständigen Behörden immer eine gewerbsmäßige Ausübung.

Erlaubt ist die Lehrtätigkeit, das bedeutet: Wenn ein Laie einem Interessierten die Dorn-Therapie vorführen möchte, darf er die Methode demonstrieren. Das gilt nicht als Behandlung, sondern als Lehre.

Assistenz: ja oder nein?

Einige erfahrene Dorn-Therapeuten bieten die Möglichkeit zur Hospitation oder Assistenz; das ist natürlich ideal für den Lernenden. Er lernt selbständiges Arbeiten, gewinnt Sicherheit, wendet die Methode richtig an, erhält wertvolle Hinweise und vermeidet das Einschleichen von Fehlern. Auf sich alleine gestellt braucht der Anfänger länger bis er sich zu einem guten Dorn-Therapeuten entwickelt. Hinzu kommt, dass niemand weiß, wie viele Patienten er unzureichend oder gar erfolglos behandelt hat, weil es ihm noch an Erfahrung fehlt. Dies sollte zum Wohle der Patienten vermieden werden.

Eine Assistenz bringt nicht nur Vorteile. Wenn ein Assistent in der Praxis bei der Behandlung dabei ist, kann sich der Therapeut nicht mehr ausschließlich dem Patienten widmen. Vielleicht fühlt sich der Patient durch die Anwesenheit eines Dritten gehemmt und er sagt nicht alles, was ihn bedrückt. Er erleidet womöglich einen Behandlungsnachteil und muss dennoch die vollen Kosten tragen. Ob er jemanden bei sich in der Praxis assistieren lässt, muss jeder erfahrene Therapeut selbst entscheiden. Wünschenswert ist ein engmaschiges Netz guter Dorn-Therapeuten. Die Assistenz könnte dazu beitragen.

Eine Alternative bieten manche Seminarleiter an; sie lassen bei ihren Seminaren assistieren. Voraussetzung ist, dass der Assistent die Grundlagen der Dorn-Therapie beherrscht. Unter Aufsicht des erfahrenen Seminarleiters führen die Therapeuten Anfänger in die Dorn-Therapie ein und leiten sie zu selbständigem Arbeiten an. Hier kann der Assistent sein Können praktisch unter Beweis stellen.

Schulung und praktische Umsetzung

Die Grundzüge der Dorn-Therapie lernt man in einem zwei- bis dreitägigen Seminar. Adressen von Seminarleitern finden sich im Anhang (siehe S. 213). Medizinische Kenntnisse sind für die Seminarteilnahme nicht unbedingt erforderlich, die einzigen Voraussetzungen sind Interesse, Neugierde und Offenheit. So sitzen in den Seminaren Laien neben Ärzten und Heilpraktiker neben Physiotherapeuten. Die praktische Anleitung erfolgt durch erfahrene Dorn-Therapeuten. Zudem stehen Bücher und Videos zur Verfügung (siehe S. 211, 213). Der Seminarleiter selbst sollte mindestens drei bis vier Jahre Erfahrung mit der Dorn-Therapie haben.

Nach der praktischen Anleitung empfiehlt es sich, das Gelernte sofort anzuwenden. Der Therapeut sollte rasch eigene Erfahrungen sammeln. Anfangs wird er sich eventuell noch unsicher fühlen, doch mit zunehmender Erfahrung wird aus dem Lernenden ein guter und selbstsicherer Therapeut. Einigen Naturtalenten gelingt das recht schnell und sie therapieren sofort sehr gut.

Bewährung in der Praxis

Prüfungen, Diplome oder sonstige offizielle Bescheinigungen gibt es derzeit nicht. Die Dorn-Therapie ist in hohem Maße vom Gefühl und Einfühlungsvermögen des Therapeuten abhängig. Nicht jeder, der gerne möchte, verfügt über das nötige „Fingerspitzengefühl". Das lässt sich zwar nicht überprüfen; doch zeigt es sich in der täglichen Praxis. Hier findet die eigentliche Prüfung statt! Kann dem Patienten geholfen werden und ist dieser zufrieden, so empfiehlt er den entsprechenden Therapeuten weiter. Vorausgesetzt, der Therapeut beherrscht die Durchführung sicher und hat geschickte Hände – das macht den Könner aus.

Ausstattung und Organisation der Praxis

Die wesentlichen Anforderungen an die Dorn-Praxis sind sicher in den meisten Praxen von Heilpraktikern, Ärzten, Physiotherapeuten und Masseuren ohnehin erfüllt. Im Folgenden soll noch auf einige spezielle Punkte von der Praxisausstattung bis zur Abrechung hingewiesen werden.

Einrichtung

Die Räume einer Dorn-Praxis spiegeln die Atmosphäre der Therapie wider: natürliches, sanftes und angenehmes Ambiente, licht, hell und warm. Die Farben und Muster der Tapeten und des Bodenbelags sollten beruhigen und nicht ablenken. Der Patient muss sich wohl fühlen und spüren, dass er als Mensch mit all seinen individuellen Sorgen und Beschwerden angenommen wird. Technische Geräte wie Computer, Aktenschränke und ähnliches werden nach Möglichkeit in einem separaten Raum untergebracht. Auf kühle Design- und Metallmöbel verzichtet der Therapeut zugunsten wärmerer Materialien.

Eine feste, gepolsterte, zusammenklappbare Holzliege und ein Hocker haben sich für die Dorn-Behandlung bewährt. Eine höhenverstellbare Liege lässt sich individuell auf den Therapeuten einstellen. Für die Breuß-Massage sollte man zusätzlich ein gut gepolstertes Kopfteil mit Loch haben. Auf Wunsch kann der Therapeut eines oder mehrere der angebotenen Hilfsmittel verwenden (siehe S. 23). Sie lassen sich gut in den Praxisraum integrieren. Ein Dorn-Poster an der Wand veranschaulicht dem Patienten die Zusammenhänge zwischen Wirbelfehlstellungen, physischen und psychischen Problemen (siehe S. 211). Selbstverständlich vermeidet der Therapeut starke elektromagnetische Felder in dem Therapieraum. Weder Liege noch Schreibplatz stehen in unmittelbarer Nähe von Steckdosen, Elektrokabeln und -geräten. Auch starke Erdstrahlen von Wasseradern usw. sollten gemieden werden.

Benötigtes Material

- Massageliege
- Handtücher
- Öl: Geeignet sind Erdnussöl, Olivenöl, Johanniskrautöl oder eigene Mischungen daraus. Zu empfehlen ist kaltgepresstes Olivenöl aus erster Pressung oder Johanniskrautöl auf Olivenölbasis, wie es auch bei der Breuß-Massage (siehe S. 201ff.) verwendet wird.

Praxis-Organisation

Es ist eine Kunst für sich, einerseits für jeden Patienten die Zeit zu haben, die er braucht, andererseits ausreichend viele Patienten für eine sichere wirtschaftliche Basis zu versorgen. Erfahrene Therapeuten behandeln etwa 8–10 Patienten am Tag, wobei für den Erstbesuch erheblich mehr Zeit gebraucht wird als für einen Folgebesuch. Die gründliche Anamnese, komplette Wirbelsäulen-Untersuchung und Behandlung beanspruchen gut eine Stunde Zeit.

Häufig kommt es schon nach ein oder zwei Behandlungen zu einer deutlichen Besserung der Beschwerden. Die Dorn-Therapie ist keine Dauertherapie. Spätestens nach drei erfolglosen Anwendungen muss der Therapeut davon ausgehen, dass in diesem Fall die Dorn-Therapie nicht greift. Dann gilt es andere mögliche Ursachen herauszufinden und gegebenenfalls dem Patienten andere Therapien zu verordnen. Zu möglichen Heilungshindernissen siehe auch S. 172ff.

Abrechnung

Patienten, die einer gesetzlichen Krankenversicherung oder einer Ersatzkasse angehören, müssen die Behandlungskosten einer Dorn-Therapie selbst tragen. Da Ausnahmen in seltenen Fällen möglich sind, sollte der Patient sich auf alle Fälle vorher erkundigen. Private Krankenversicherungen erstatten in vielen Fällen die Kosten. Zu den Anwendern der Dorn-Therapie und Breuß-Massage gehören auch Physiotherapeuten und Masseure (siehe S. 15). Die Behandlungen werden hier privat in Rechnung gestellt.

Abrechnung für Heilpraktiker

Die Ziffern aus dem Gebührenverzeichnis für Heilpraktiker, die für die Dorn-Therapie in Frage kommen, werden im Folgenden aufgeführt.

Berechnung der Behandlungskosten (nach GebüH 85)

Position	Inhalt	Entgelt nach GebüH
1	Eingehende, das gewöhnliche Maß übersteigende Untersuchung	12,30–20,50 €
5	Beratung, auch telefonisch gegebenenfalls einschließlich einer kurzen Untersuchung	8,20–20,50 €
34.1	Chiropraktische Behandlung	10,50–18,00 €
34.2	Gezielter chiropraktischer Eingriff an der Wirbelsäule	15,40–19,00 €
35.1	Osteopathische Behandlung des Kiefergelenks	7,70–15,50 €
35.2	Osteopathische Behandlung:	15,40–26,00 €
35.2a	Osteopathie des Schultergelenks	
35.2b	Osteopathie der Halswirbelsäule	
35.2c	Osteopathie der Brustwirbelsäule	
35.2d	Osteopathie der Lendenwirbelsäule	
35.3	Osteopathische Behandlung:	15,40–26,00 €
35.3a	Osteopathische Behandlung der Handgelenke	
35.3b	Osteopathische Behandlung des Oberschenkels	
35.3c	Osteopathische Behandlung des Unterschenkels	
35.3d	Osteopathische Behandlung des Vorderarms	
35.3e	Osteopathische Behandlung der Fußgelenke	
20.4	Teilmassage	5,50–10,50 €

Abrechnung für Ärzte
Für die privatärztliche Abrechnung kommen insbesondere folgende Nummern in Frage:

Berechnung der Behandlungskosten (nach GOÄ)

Position	Inhalt	Punktzahl	Entgelt bei 2,3-fachem Satz
1	Beratung	80	10,72 €
5	Symptombezogene Untersuchung	80	10,72 €
7	Vollständige Untersuchung mindestens eines der folgenden Organsysteme (genannt wird dabei auch der Stütz- und Bewegungsapparat)	160	21,46 €
8	Untersuchung zur Erhebung des Ganzkörperstatus	260	34,87 €
(209a[1]	Großflächiges Auftragen von Externa zur Behandlung von Hautkrankheiten mindestens einer Körperregion)	150	20,10 €
3305	Chiropraktische Wirbelsäulen-mobilisation (ungezielte manuelle Mobilisierung)	37	4,97 €
3306	Chirotherapeutischer Eingriff an der Wirbelsäule	148	19,85 €
33a[1]	Strukturierte Schulung einer Einzelperson mit einer Mindest-dauer von 20 Minuten ...	300	40,23 €

[1] „a": analoge Abrechnung gemäß § 6.2 der GOÄ

Auch wenn mehrere Wirbel gemäß Nummer 3306 behandelt werden, wird diese Nummer bei einer Sitzung nur einmal in Rechnung gestellt. Beachtet werden sollte auch, dass nach der GOÄ eine mehr als dreimalige Manipulation im Krankheitsfall am gleichen Wirbelgelenk in der Regel nicht als sinnvoll angesehen wird. Auch wenn das aus therapeutischer Sicht bei der Dorn-Therapie nicht gilt, sind Schwierigkeiten bei der Abrechnung zu befürchten. Einige Nummern können für die Dorn-Therapie nicht direkt, sondern nur analog verwendet werden. Diese Nummern (209 und 33) sind in der obigen Tabelle durch den Zusatz „a" gekennzeichnet. Die analoge Abrechnung ist gemäß § 6.2 der GOÄ gestattet, wird aber von Beihilfestellen nicht anerkannt. In jedem Fall muss bei einer analogen Abrechnung auf § 6.2 der GOÄ hingewiesen werden. Die Nummern 3305 und 3306 beziehen sich nur auf die Behandlung der Wirbelsäule, zu der hier auch die Rippen- und Iliosakralgelenke gerechnet werden. Für die Korrektur an den Extremitätengelenken kommt wiederum die analoge Abrechnung zu Nummer 3306 gemäß § 6.2 in Betracht. In diesem Fall ist dann auch eine zweimalige Berechung in einer Sitzung möglich: einmal 3306 für die Behandlung der Wirbelsäule und einmal analog (3306a) für die Behandlung an den Extremitäten.

Analog zu Nummer 209 kann möglicherweise auch die Anwendung des Massageöls gesehen werden.

Therapeut und Patient

Die Dorn-Therapie ist eine sehr gefühlvolle Therapie. Sie kann Patient und Therapeut gleichermaßen belasten. Der Therapeut sollte sich deshalb einige Verhaltensweisen aneignen, die ihn vor Auszehrung und dem gefürchteten Burn-out-Syndrom schützen. Folgende belastende Reaktionen des Patienten sind möglich:

• Der Patient sucht stärker als üblich die Nähe des Therapeuten.
Diese Menschen leiden häufig unter einem „Energiedefizit" und die fehlende Energie möchten sie sich unbewusst von dem starken Therapeuten holen. Der Therapeut läuft Gefahr, dass ihn die Therapie übermäßig beansprucht, er wird müde, arbeitet unkonzentriert und übernimmt unter Umständen sogar die Schmerzen des Patienten. Es versteht sich von selbst, dass dies kein Therapeut zulassen kann.
Was hilft? Imagination ist hier ein mögliches Mittel: Der Therapeut stellt sich vor, dass in seinem Inneren eine Sonne scheint und dass diese Wärme

in den Patienten hineinströmt. Das wehrt die negativen Einflüsse ab, der Patient ist in der Regel nach kurzer Zeit ruhiger und zufriedener. Die eigentliche Arbeit kann nun beginnen.

• Der Patient erscheint aufgrund vorheriger ungünstiger Diagnosen depressiv und oft hoffnungslos.

Auch hier hilft die Vorstellung von der Sonne, der Therapeut gibt dem Patienten wieder Hoffnung auf Heilung.

Hilfsmittel

Jede lebendige Therapie entwickelt sich im Praxisalltag weiter. Das ist bei der Dorn-Therapie nicht anders. Grundsätzlich ist eine erfolgreiche Behandlung jederzeit und an jedem Ort möglich. Der Therapeut braucht für seinen Patienten nur einen Stuhl oder Hocker, eine Möglichkeit zum Liegen, etwas Öl und seine „begabten" Daumen.

Heute steht dem Therapeuten eine gute Auswahl an Hilfsmitteln zur Verfügung. Einige dienen eher dem Komfort des Patienten, andere erleichtern dem Therapeuten die Arbeit. Eine Auswahl zu Bezugsadressen dieser Hilfsmittel finden sich im Anhang (siehe S. 214).

Häufig verwendete Hilfsmittel

Massagegeräte
Sie dienen der Entspannung und dem Auflockern der Muskulatur. Ihr Einsatz hängt von der Konstruktion ab. So gibt es Geräte speziell für die Muskulatur entlang der Wirbelsäule (Mobilisator), für größere Muskelpartien etwa im Rücken- und Gesäßbereich und besonders sanfte Schwingungsgeräte für Präzisionsarbeiten. Der Mobilisator wird auch von Herrn Dorn verwendet und empfohlen. Geräte aus Holz fühlen sich sehr angenehm an und passen sich gut der Haut an.

Der große Vorteil dieser Geräte ist die Zeitersparnis. Einige Minuten reichen für eine komplette Rückenmassage aus. Eine intensivere Massage kann die Schlacken mobilisieren, was für die Heilung durchaus erwünscht ist, auch wenn es durch die Massage zu Muskelkater kommen kann. Nach der Massage sind ungleiche Muskelspannungen beseitigt, die Wirbelkorrektur erfolgt leicht und problemlos. Im Idealfall ist die Rückenpartie so gut vorbereitet, dass der Wirbel mit einem einzigen sanften Druck sofort in die richtige Position rutschen kann.

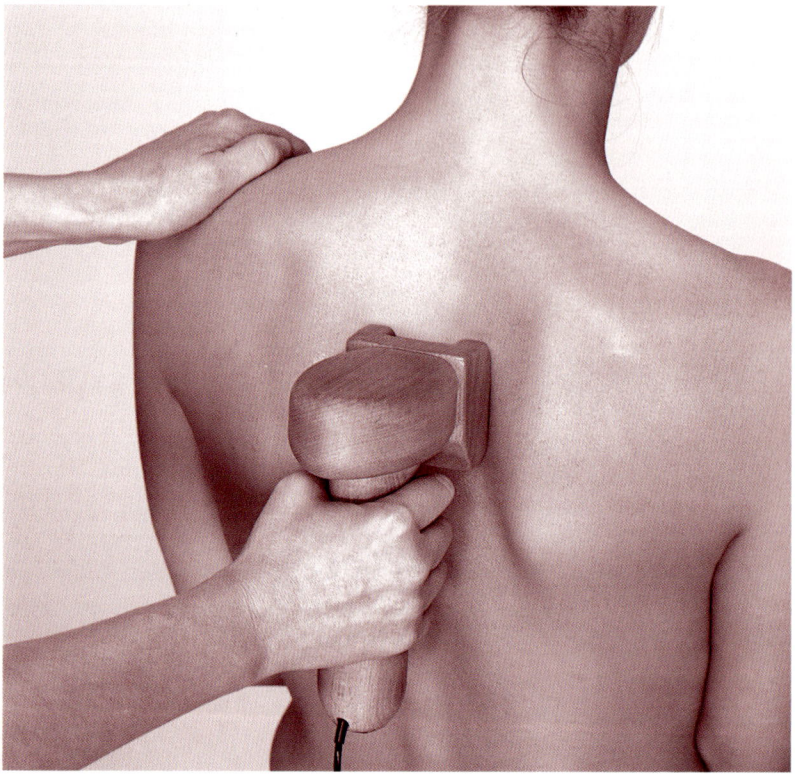

Abb. 1: Mobilisator

Massagegeräte erweisen sich auch bei akuten Schmerzen, z.B. beim Hexen-schuss, als hilfreich. Zur Korrektur der Halswirbel kann sich der Patient gegen das Massagegerät lehnen und mit dem Kopf die Nein-Bewegung machen. Allein durch das Anlehnen und Bewegen korrigiert sich der Halswirbel oft selbst.

Standvorrichtung
Stütz- und Standvorrichtungen erleichtern dem Therapeuten die Arbeit. Der Patient kann sich an ihnen während der Behandlung abstützen. Die Vorrich-tungen sind individuell in der Höhe verstellbar, gepolsterte Stützen geben dem Patienten Halt, spezielle Griffe für den Therapeuten erlauben einen gezielten Krafteinsatz. Das Umfassen des Patienten und Festhalten an der Hüfte bzw. an der Schulter entfällt.

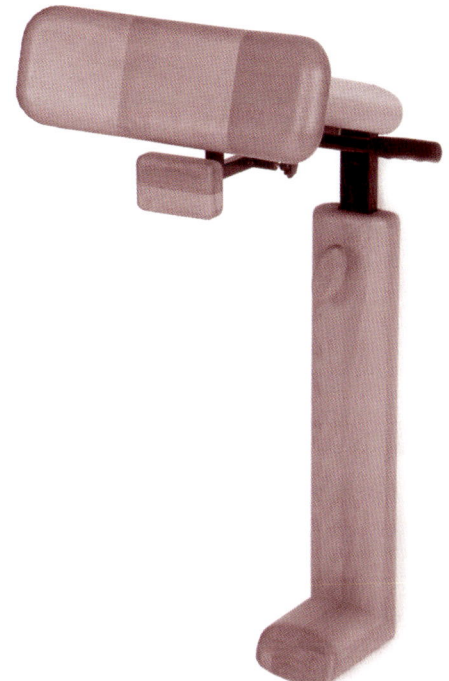

Abb. 2: Beispiel für eine Standvorrichtung

Tipp: Ein Trittbrett, auf das sich der Patient mit einem Bein stellt, erleichtert dem Patienten das Pendeln mit dem freien Bein. So kann das Pendeln noch lockerer durchgeführt werden. Mit Hilfe eines Laufgeräts kann der Patient mit beiden Beinen gehen, während der Therapeut die Wirbel korrigiert.

Therapieholz
Das Therapieholz, auch Handschieber oder Holzdorn genannt, ermöglicht eine leichte Kraftübertragung und entlastet den Daumen des Therapeuten. Durch die größere Auflagefläche verteilt sich der Druck auf mehrere Wirbel. Ein Therapieholz hilft beim Lösen von Kreuzbein-Darmbein-Gelenkblockie-rungen oder wenn der Daumen die Belastung (noch) nicht aushält.
Die Rückenwippe ist eine ähnliche Vorrichtung für den Patienten, mit der er dafür sorgt, dass die Wirbel in der korrekten Position verbleiben.
Es stehen Geräte aus Holz oder Kunststoff zur Verfügung.

Vorteile der Hilfsmittel

Kräftiger und gleichmäßiger Druck
Die Dorn-Therapie erfordert einige Kraft von Seiten des Therapeuten. Die Wirbel werden unter Druck wieder eingerichtet. Was aber tut ein Therapeut mit einem Patienten, der ihn um einen Kopf überragt und dessen Schultern die doppelte Breite einnehmen? Trotz größter Kraftanstrengung und optimaler Technik besteht die Gefahr, dass der Therapeut nur die Hälfte des Möglichen erreicht – und sich übernimmt. Die Hilfsmittel erlauben ihm, die nötige Kraft aufzubringen.

Schutz des Daumens
Die wichtigsten Werkzeuge des Dorn-Therapeuten sind seine Daumen. Wenn der Therapeut täglich einige Stunden mit seinen Daumen arbeitet, werden diese früher oder später überlastet. Geeignete Hilfsmittel können die Daumen schonen und dennoch eine gute Praxisarbeit ermöglichen.

Zeitersparnis
Vor der Untersuchung und Behandlung wird der Therapeut eine verhärtete oder verspannte Muskulatur weich massieren. Die Massage tut gut und der Patient wird schneller Vertrauen zum Therapeuten fassen. Die zweite Sitzung wird meist zügiger ablaufen. Schließlich ist inzwischen Vertrauen da und Patient und Therapeut wissen, worauf es ankommt. Hilfsmittel ersparen dem Therapeuten Zeit und dem Patienten Gebühren.

Weniger Schmerzen
Die Dorn-Therapie ist sanft, aber nicht frei von Schmerzen. Die Empfindungen der Patienten variieren dabei gewaltig. Besonders die Behandlung der Halswirbelsäule wird oft als schmerzhaft empfunden. Mit den passenden Hilfsmitteln erfolgen die Wirbelkorrekturen leichter, mit weniger Druck und auch mit weniger Schmerzen.

Problematik und Bedenken

Kein direkter Kontakt zum Patienten
Mit dem Einsatz von Hilfsmitteln behandelt der Dorn-Therapeut seine Patienten, ohne sie zu berühren. Die Berührung – Massieren, um die Schulter greifen – trägt häufig wesentlich zur Heilung bei. Der Patient muss loslassen können, sich von inneren Blockierungen frei machen. Dazu brauchen viele Menschen den direkten körperlichen Kontakt.

Schlechtere Behandlungsqualität durch weniger Gefühl
Einige Therapeuten befürchten eine schlechtere Qualität der Behandlung, wenn sie den verschobenen Wirbel beim Korrigieren nicht selbst fühlen. Das liegt im Ermessen des Therapeuten.

Fazit
Der Therapeut sollte beim Einsatz von Hilfsmitteln genauestens beobachten:
• Fühlt sich der Patient wegen der fehlenden Berührung vernachlässigt? Weicht der Patient ihm gar aus?
• Leidet die Qualität der Behandlung unter dem Einsatz?
• Bringt das Hilfsmittel tatsächlich eine Erleichterung und Verbesserung für Patient und Therapeut? Ist sein Einsatz gerechtfertigt?
Der Anfänger in der Dorn-Therapie sollte zunächst mit Hilfe seiner Daumen therapieren, um die nötige Sensibilität zu entwickeln. Erst der erfahrene Therapeut kann die Geräte effektiv nutzen und bei Bedarf rasch und wirkungsvoll damit arbeiten.

Die Therapie nach Dorn

Das Heilen mit speziellen Handgriffen an Wirbelsäule und Gelenken ist so alt wie die Menschheit. Auch die manuelle Therapie nach Dorn basiert auf der Volksmedizin. Neu ist lediglich, dass die Erfahrungen der Heiler zu einer Therapieform zusammengetragen wurden.

Grundsätze und Grundlagen der Dorn-Therapie

Gelenkkorrektur

Die Dorn-Therapie richtet sich in erster Linie auf die Korrektur von verschobenen Wirbeln oder subluxierten Gelenken. Subluxierte Gelenke – mit entsprechend vergrößertem Gelenkspalt – findet man vor allem an Beinen, Armen und dem Kreuzbein. Jeder vergrößerte Gelenkspalt bedeutet eine Blockade im Fluss der Lebensenergie und verursacht mit der Zeit Schmerzen. Solche „herausgerutschten" Gelenke sind nicht voll belastungsfähig. Sie werden bei der Dorn-Therapie durch Druck bei gleichzeitiger Bewegung in ihre richtige Position zurückgebracht.

Ganzheitliches Vorgehen

Als ganzheitliche Therapie berücksichtigt die Dorn-Therapie stets alle Gelenke und die gesamte Wirbelsäule. Weder der Atlas ist für alle möglichen Leiden allein zuständig noch ist ein verschobenes Iliosakralgelenk immer die Ursache aller Beschwerden. Auch begrenzen sich die Symptome nicht nur auf die Wirbelsäule. Ein blockierter zweiter Brustwirbel kann z. B. ins Brustbein ausstrahlen und langfristig das Herz in Mitleidenschaft ziehen. Bei Herzbeschwerden wird der Dorn-Therapeut deshalb immer besonders nach dem zweiten Brustwirbel schauen und die mögliche Ursache des Leidens beseitigen. Auch Meridiane können durch blockierte Wirbel und Gelenke beeinträchtigt werden (siehe S. 41ff.), was dann wiederum die Funktion der zugehörigen Organe stören kann.

Bewegung

Bewegung ist ein wesentliches Element der Therapie nach Dorn. Alle Korrekturen erfolgen in der Dynamik. Der Patient bewegt sich, entweder er pendelt mit dem Bein oder dem Arm oder er dreht seinen Kopf nach rechts und links. Bei Korrekturen an den Extremitäten werden diese meist aus der 90°-Position in die gestreckte Lage gebracht. Bei der Wirbelkorrektur kommt die Bewegung in der Regel aus dem Vor- und Zurück-Pendeln eines Armes oder Beines. Gependelt wird dabei auf der Körperseite, zu der der Wirbel gedrückt werden soll. Die Bewegung beschäftigt die Muskulatur und „lenkt sie ab". So kann sich die Muskulatur der Korrektur nicht widersetzen. Im Ruhezustand würde die Muskulatur den Wirbel in seiner falschen Position festhalten und eine Korrektur wäre nur gewaltsam gegen ihren Widerstand möglich. Durch die Bewegung wird die Wirbelsäule in eine Torsionsbewegung versetzt und damit lassen sich die Wirbel leichter mobilisieren. Das spezielle Vorgehen, nämlich die Korrektur in der Dynamik, macht die Dorn-Therapie zu einer sanften Therapie.

Schmerzgrenze

Die Dorn-Therapie geht nur bis zur Schmerzgrenze. Der Therapeut drückt nur so fest auf den verschobenen Wirbel, wie der Patient den Schmerz annehmen kann. Schmerzen lassen sich nicht vermeiden; doch wenn der Patient ausweicht, hört der Therapeut sofort auf zu drücken. Wenn der Patient nicht mitmacht, dann lässt sich eine Korrektur keinesfalls erzwingen. Vielmehr sollte ihm der Therapeut Zeit lassen und ihn ermutigen, zu einem späteren Zeitpunkt wieder zu kommen.

Kurzbehandlung

In einzelnen Fällen kann durchaus auch eine Teilbehandlung, die nur auf die akuten Beschwerden an bestimmten Stellen gerichtet ist, sinnvoll sein. Ein typisches Beispiel hierfür ist ein Patient, der von seiner Frau in die Praxis geschickt wird, sich aber nicht wirklich auf die Behandlung einlassen will. Hier kann es z.B. dazu kommen, dass Wirbel nicht richtig rutschen. Mit der kompletten Behandlung wartet der Therapeut in einem solchen Fall, bis der Patient Vertrauen gefasst hat und innerlich für eine wirkliche Heilung bereit ist.

Ein offensives Vorgehen des Therapeuten könnte den Patienten verunsichern. Falls der Therapeut eine Blockade löst, die der Patient nicht wahrgenommen hat, könnte er nach der Behandlung Schmerzen spüren, die er vor der Behandlung nicht hatte und sich falsch behandelt fühlen.

Psychische Zusammenhänge, innere Blockaden

Wirbelsäulenprobleme und Gelenkschmerzen können Ausdruck eines tieferen Problems sein, das eher in der Lebenssituation und der Einstellung des Patienten als in der Anatomie zu finden ist. Das gilt insbesondere dann, wenn immer wieder der gleiche Wirbel Beschwerden bereitet. Eine innere Blockade setzt sich der Heilung entgegen. Der Dorn-Therapeut betrachtet immer auch den Bezug der Wirbel zu den Organen und der Psyche (siehe S. 35ff.).

Merkmale und Abgrenzung

Die Dorn-Behandlung ist sanft. Auf gefühlvolle, aber auch kräftige Art schiebt der Therapeut die Wirbel und Gelenke an ihren „richtigen" Platz.

Vorteile der Dorn-Therapie

Einfach zu erlernen
Die Dorn-Therapie kann von einem begabten Therapeuten in zwei bis drei Tagen erlernt werden. Spezialwissen ist nicht erforderlich.

Kurze Behandlungszeit
Eine vollständige Behandlung nach Dorn kann zwar bis zu einer Stunde dauern, jedoch bringt häufig bereits die erste Sitzung guten Erfolg. Spätestens aber nach drei bis vier Behandlungen sollten die Beschwerden nachlassen oder ganz verschwunden sein.

Preiswert und erfolgreich
Die Dorn-Behandlung ist relativ preiswert. Sie kommt ohne Hilfsmittel und Medikamente aus, kann jederzeit an jedem Ort vorgenommen werden und führt rasch zu einer spürbaren Besserung des Befindens.

Ungefährlich
Die Dorn-Therapie beruht auf natürlichen Bewegungsvorgängen. Sie ist bei sachgemäßer Durchführung ungefährlich und eignet sich für nahezu alle Patienten.

Direkter Kontakt zum Patienten
Viele Patienten mögen es, wenn sie vom Therapeuten angefasst werden. Allein die Berührung und die Zuwendung sind schon ein Teil der Heilung. Dieses Bedürfnis erfüllt die Dorn-Therapie als manuelle Therapie.

Vergleich Chiropraktik – Dorn-Therapie

Unter manueller Medizin versteht man vor allem die Chiropraktik oder Chirotherapie. Der Chiropraktiker (griech. cheir = Hand, griech. prattein = handeln) beseitigt durch spezielle Handgriffe Blockierungen und Fehlstellungen an den Gelenken oder an der Wirbelsäule und bereitet so den Weg zur Heilung. Die Handgriffe erfolgen gezielt, ruckartig und schnell; der Therapeut setzt einen Impuls. Das erfordert eine gründliche Ausbildung des Behandlers und birgt zahlreiche Gefahren. Die plötzliche Korrektur kann Sehnen und Bänder überdehnen. Zwischenfälle bis hin zu Wirbelverletzungen und Nervenlähmungen sind möglich und kommen immer wieder vor.

Bei der Dorn-Therapie werden – wie bei der Chiropraktik – Gelenke und Wirbel in ihre richtige Position zurückgebracht. Grundproblem bei einer Gelenkkorrektur ist, dass die Muskeln gewohnt sind, die Gelenke in der bisherigen Fehlstellung festzuhalten. Die Dorn-Therapie und die Chiropraktik unterscheiden sich vor allem darin, wie sie den Widerstand der Muskeln überwinden. Bei der Chiropraktik erfolgen die Handgriffe schnell und ruckartig. Der

Muskel kann sich nicht so rasch kontrahieren und damit den Wirbel nicht festhalten. Bei der Dorn-Therapie erfolgt die Korrektur dagegen während die Muskeln in Bewegung und damit „abgelenkt" sind. So werden Gelenke und Wirbel durch sanften Druck in der Bewegung auf ihren Platz zurückgeschoben ohne die Sehnen und Muskeln zu überdehnen. Die Dorn-Therapie ist daher sanfter und ungefährlicher als die Chiropraktik.

Vergleich Chiropraktik – Dorn-Therapie

Chiropraktik	*Dorn-Therapie*
• ruckartiges, schnelles Einrichten	• sanftes, gefühlvolles Einrichten
• Korrektur erfolgt in Ruhestellung	• Korrektur in der Dynamik
• überrascht die Muskulatur	• lenkt die Muskulatur ab
• Wiederholung nur einige Male möglich	• unbegrenzte Korrekturen
• Patient bleibt passiv	• Patient arbeitet mit
• zahlreiche Kontraindikationen	• nur wenige Kontraindikationen
• hohes Risiko	• nahezu kein Risiko
• langwierige Ausbildung	• zwei- bis dreitägige Seminare
• gründliche Vorkenntnisse nötig	• erfordert geringe Vorkenntnisse

Anwendungsgebiete

Nach den bisherigen Erfahrungen lassen sich reversible Funktionsstörungen (Blockaden) des Rückens und der Gelenke gut mit der Dorn-Therapie behandeln. Insbesondere damit verbundene Schmerzen sind eine dankbare Indikation. Diese Therapie eignet sich außerdem für alle Erkrankungen, die direkt oder indirekt mit der Wirbelsäule zusammenhängen (siehe S. 35ff., 41ff.). Als sehr sanfte Methode ist die Dorn-Therapie prinzipiell für jeden Menschen – Alte und Junge, Gesunde und Kranke – geeignet. Spezielle Hinweise zu bestimmten Altersgruppen finden sich auf S. 169ff.

Vorbeugung

Eine vorbeugende Untersuchung und gegebenenfalls die Korrektur von Fehlstellungen könnten spätere Rücken- und Gelenkschmerzen vermeiden. Ideal wäre es, wenn sich auch gesunde Patienten bereits ab dem Kindesalter ein- oder zweimal im Jahr behandeln ließen. Übungen zur Vorbeugung, die von den Patienten selbst durchgeführt werden können, werden auf den Seiten 178ff. beschrieben.

Orthopädische Beschwerden

Position der Knochen
Im Idealfall ist das Knochengerüst symmetrisch, harmonisch und statisch-dynamisch ausgeglichen angeordnet. Jeder Wirbelkörper steht exakt auf dem vorherigen, die Dornfortsätze stehen in einer Reihe übereinander. Oft weicht der Aufbau von diesem Idealbild ab. Rücken- und Gelenkprobleme sind meist mit einer Verschiebung der zugehörigen Gelenke und Wirbel aus ihrer Ideallage verbunden. Die Wirbel können sich z.b. innerhalb der Reihe verdrehen, aus der Linie herausrutschen oder sich zur Seite verschieben. Zunächst versucht der Körper durch unbewusste Bewegungen die Ordnung wiederherzustellen. Manchmal gelingt es ihm auch, doch in anderen Fällen braucht er Hilfe von außen.

Subluxierte Gelenke
Ein Gelenk kann aus seiner idealen Lage herausrutschen, wenn es überanstrengt wird bzw. wenn über längere Zeit eine Fehlhaltung eingenommen wird. Die überdehnten Bänder können das Gelenk nicht mehr halten, es subluxiert (rutscht heraus). Subluxationen der Beingelenke können ein Bein oder beide Beine um einige Zentimeter verlängern.

Beinlängendifferenz und Beckenschiefstand
Unterschiedliche Beinlängen verursachen fast immer einen Schiefstand des Beckens. Das herausgerutschte längere Bein schiebt auf seiner Seite das Becken hoch. Ein solches schiefes Becken wird über kurz oder lang auch zu einer Verschiebung der Wirbelsäule führen.

Rücken- und Wirbelsäulenbeschwerden aller Art
Die Dorn-Therapie kann bei nahezu allen funktionellen Beschwerden und Schmerzen des Bewegungsapparates eine Linderung der Symptome, wenn nicht gar die Heilung bringen. Sie ist angezeigt bei chronischen und akuten

Schmerzen sowie bei großflächigen Veränderungen wie Skoliose oder Rundrücken.

Organische und psychische/seelische Beschwerden

Die Wirbelsäule steht in direkter Verbindung mit den Organen und der Psyche. Fehlstehende Wirbel können verschiedenartige Beschwerden hervorrufen, die zunächst scheinbar nichts miteinander zu tun haben. Verständlich werden solche Zusammenhänge, wenn man bedenkt, dass die durch die Zwischenwirbellöcher abgehenden Spinalnerven für die Versorgung innerer Organe unerlässlich sind. Erkenntnisse aus der Akupunktur und der Meridianlehre (siehe S. 41ff.) erklären ebenfalls die Verknüpfung von inneren Krankheiten und Störungen im Bereich der Wirbelsäule. Bekannt ist auch, dass Probleme in Händen, Armen und Schultern häufig durch Verschiebungen der unteren Halswirbel bzw. des ersten Brustwirbels (C5 bis Th1) verursacht werden. Probleme in den Füßen oder Beinen stehen wiederum häufig mit Verschiebungen der Lendenwirbel L4 und L5 oder des Kreuzbeins in Verbindung.

Viele Beschwerden im Bereich der Wirbelsäule und der Gelenke haben häufig auch einen tieferen Grund, der mit der Lebenssituation, der Einstellung zu sich selbst und zu den Mitmenschen, aber auch damit, wie der Mensch mit seinen Gedanken und Gefühlen umgeht, zusammenhängt. Auch die traditionelle chinesische Medizin kennt solche Zusammenhänge:

- Die Halswirbelsäule steht für alle Arten von Emotionen. Ein Beispiel wäre ein Mensch, der Wut hat, aber nicht den Mut, sie rauszulassen, weil er immer ein lieber Mensch sein will. Dahinter steckt die Furcht vor Liebesentzug. Die nicht gelebte Wut zeigt sich dann oft darin, dass Beschwerden im Bereich der Halswirbelsäule auftreten. Probleme an der Halswirbelsäule können auch Ausdruck von Halsstarrigkeit, Unnachgiebigkeit und Unbeugsamkeit sein.
- Die Brustwirbelsäule steht für das Selbstbewusstsein, für das „Ich bin". Menschen, die sich immer klein fühlen, die sich klein machen und machen lassen, die kein Selbstwertgefühl haben, immer denken, dass sie nichts können, oft natürlich auch von den Eltern oder von den Partnern klein gehalten werden (ja nicht aufmucken), haben oft Probleme an der Brustwirbelsäule.
- Die Lendenwirbelsäule steht für die Angst. Urängste, die wir mit auf die Welt bringen, Existenzängste, Angst vorm Verlassenwerden, also alle Arten

von Ängsten, äußern sich oft mit Problemen an der Lendenwirbelsäule. Bei diesen Patienten ist es besonders wichtig, dass man ihnen vermittelt, dass sie wundervolle, wertvolle und starke Menschen sind. Zur Unterstützung kann der Patient dreimal hintereinander den Satz „Ich bin stark." leise sprechen.

Besonders dann, wenn nach einer erfolgreichen Behandlung nach einiger Zeit die gleichen Probleme wieder auftreten, sollte man näher hinterfragen, was zu verändern wäre. Wenn die aufgeklärten Zusammenhänge berücksichtigt werden, kann dies zu einer lang anhaltenden Selbstheilung führen. Die folgende Tabelle gibt wichtige Hinweise, die dabei helfen können, häufig beobachtete Zusammenhänge zwischen einzelnen Wirbeln und seelischen Hintergründen zu erkennen. Für denjenigen, der die Zusammenhänge auch optisch veranschaulicht haben möchte, ist sicher das Wirbelsäulenposter zur Dorn-Therapie eine Hilfe (siehe S. 211).

Auf die folgenden Zusammenhänge sollte der Therapeut bei der Befunderhebung besonders achten:

Zuordnung der Wirbel zu organischen und psychischen/seelischen Problemen

Wirbel	organische Beschwerden	psychische/seelische Probleme
Atlas (C1)	Kopfschmerzen, Bluthochdruck, Migräne, Gedächtnisstörungen, chronische Müdigkeit, Schwindel	Kronen-Chakra: fehlende „Übersicht", Probleme mit dem Schöpfer, will alles mit dem Kopf erfassen
Axis (C2)	Nebenhöhlenbeschwerden, Polypen, Augenleiden, Hörstörungen, Ohrenschmerzen	Stirn-Chakra: fehlende „Weitsicht", will nicht hinsehen oder überfordert den Sehsinn
3. Halswirbel (C3)	Gesichtsnervenschmerzen, Neuralgie, Pickel, Akne, Zahnschmerzen, schlechte Zähne,	will nicht zuhören, hat keinen festen Standpunkt, schwankend, verliert den Halt, Schuldgefühle

Wirbel	organische Beschwerden	psychische/seelische Probleme
	Karies, Zahnfleischbluten, Tinnitus (Ohrgeräusche)	
4. Halswirbel (C4)	Dauerschnupfen, Katarrh, Gehörverlust, aufgesprungene Lippen, verkrampfte Lippenmuskulatur, Polypen	wie bei C3
5. Halswirbel (C5)	Heiserkeit, Halsschmerzen, chronische Erkältung, Kehlkopfentzündung	Hals-Chakra: kann nicht gut reden, kann sich nicht durchbeißen, Kloß im Hals
6. Halswirbel (C6)	Mandelentzündung, Krupp, Keuchhusten, steifes Genick, Oberarmschmerzen, Kropf	wie bei C5
7. Halswirbel (C7, Vertebra prominens)	Schilddrüsenerkrankungen, Erkältungen, Schleimbeutelerkrankungen in der Schulter, Depressionen, Ängste	lässt sich demütigen, fühlt sich unterdrückt, leidet still, wehrt sich nicht
1. Brustwirbel (Th1)	Schulterschmerzen, Nackenverkrampfung, Schmerzen in Unterarm und Hand, Sehnenscheidenentzündung im Unterarm, Tennisarm, pelziges Gefühl in den Fingern/Händen	überlastet sich gerne, Schultern tragen viel, macht alles selbst, kein Vertrauen

Wirbel	*organische Beschwerden*	*psychische/seelische Probleme*
2. Brustwirbel (Th2)	Herzbeschwerden, Rhythmusstörungen, Ängste, Schmerzen im Brustbein	Herz-Chakra: kann nicht liebevoll sein, verschließt sein Herz, hartherzig, freudlos
3. Brustwirbel (Th3)	Bronchitis, Grippe, Rippenfellentzündung, Lungenentzündung, Husten, Atembeschwerden, Störungen im Brustbereich, Asthma	will nichts für sich, stellt sich zurück, will nicht durchatmen, keine eigene Meinung; oder das Gegenteil: geizig, egoistisch, gibt den Atem nicht her
4. Brustwirbel (Th4)	Gallenleiden, Gallensteine, Gelbsucht, seitliche Kopfschmerzen (im Bereich des Gallenblasenmeridians)	innere Wut, lässt nichts raus, zielstrebig, verbittert, hart zu sich selbst
5. Brustwirbel (Th5)	Leberstörungen, niedriger Blutdruck, Kreislaufschwäche, Blutarmut, Müdigkeit, Gürtelrose, Arthritis	Sorge um andere, Probleme mit dem „inneren Kind", vernachlässigt eigene vitale Interessen, oft traurig, weint viel
6. Brustwirbel (Th6)	Magenbeschwerden, Verdauungsstörungen, Sodbrennen, Diabetes mellitus, Pankreasstörungen	„schluckt" viel, lässt nichts raus, inneres Aufbäumen; verliert sich in Süchte, z.B. Essen und Trinken
7. Brustwirbel (Th7)	Zwölffingerdarmgeschwüre, Magenbeschwerden, Schluck-	wie bei Th6

Wirbel	organische Beschwerden	psychische/seelische Probleme
	auf; bei Fehlstellung des Wirbels über längere Zeit: z.b. Vitaminmangel, Schwächegefühl Pankreasstörungen, Diabetes mellitus	
8. Brustwirbel (Th8)	Milzprobleme, Abwehrschwäche Pankreasstörungen, Diabetes mellitus	Energie-Chakra: macht sich Sorgen, starr, lässt den Fluss des Lebens nicht zu
9. Brustwirbel (Th9)	Allergien, Nesselausschläge	unterdrückt die eigene Aggressivität, macht Vorwürfe, wird „allergisch"
10. Brustwirbel (Th10)	Nierenprobleme, unzureichende Salzausscheidung, Arterienverkalkung, chronische Müdigkeit	Beziehungsprobleme mit Eltern, Ehepartnern, Kindern, Kollegen, Nachbarn, Mitmenschen u.a.
11. Brustwirbel (Th11)	raue Haut, Pickel; Hauterkrankungen wie Akne, Ekzeme, Furunkel, Schuppenflechte (viel trinken)	Kontaktprobleme, Unsicherheit, sieht immer die eigenen Schwächen, ängstlich, Beziehungsängste
12. Brustwirbel (Th12)	Dünndarmstörungen, Blähungen, Rheuma, Wachstumsstörungen, Unfruchtbarkeit	Neuanfang fällt schwer, ängstlich, kann nicht loslassen

Wirbel	*organische Beschwerden*	*psychische/seelische Probleme*
1. Lendenwirbel (L1)	Dickdarmstörungen, Darmdurchblutungsstörungen, Verstopfung, Durchfall, Darmträgheit	wie bei Th12
2. Lendenwirbel (L2)	Blinddarmreizung, Bauchkrämpfe, Übersäuerung, Krampfadern	verkrampft sich schnell, Panikgefühle
3. Lendenwirbel (L3)	Schwangerschaftsbeschwerden, Menstruationsbeschwerden, Wechseljahrprobleme, Blasenleiden, Knieschmerzen (hängen häufig mit der Blase zusammen), Impotenz, Bettnässen	Sexual-Chakra: Sexualprobleme, Trägheit im „Verdauen", fehlende Geborgenheit, Schuldgefühle
4. Lendenwirbel (L4)	Ischialgie, Hexenschuss, Prostatastörungen, schmerzhaftes oder zu häufiges Harnlassen (Wichtig: Die schmerzende Gesäßmuskulatur mit Öl weichmassieren!)	wie bei L3
5. Lendenwirbel (L5)	Durchblutungsstörungen der Unterschenkel und Füße, kalte Füße, Wadenkrämpfe, Schwellungen der Füße und Beine	wie bei L3

Wirbel	*organische Beschwerden*	*psychische/seelische Probleme*
Kreuzbein	Ischialgie, Unterleibsprobleme, chronische Verstopfung, Schmerzen in Beinen und Füßen	Wie trage ich die „Last des Lebens"? Problem: Beinlängen-differenz, Becken-schiefstand, sitzt schlecht, zu viel im Auto, Beine „über-einander schlagen"
Steißbein	Hämorrhoiden, Afterjucken, Schmer-zen beim Sitzen	Basis-Chakra: wenig Verbindung zur „Mutter Erde"

Störungen im Bereich der Meridiane

Dorn-Therapeuten, die in ihrer Praxis zugleich Methoden der traditionellen chinesischen Medizin anwenden, entdeckten schon frühzeitig Überschnei-dungen und Wechselwirkungen dieser beiden Therapien. Tatsächlich liefern die Erkenntnisse der Meridianlehre einen weiteren, großen Schritt zum tiefe-ren Verständnis der Körpersprache. So lassen sich Fernwirkungen der Dorn-Therapie über die Meridiane erklären und umgekehrt Störungen im Bereich der Meridiane über die Wirbel beseitigen. Eine Kombination beider Methoden eröffnet somit neue Therapiemöglichkeiten.

Grundzüge der Meridianlehre

Das Qi
Man übersetzt Qi gern mit Lebensenergie. Qi hat aber eine allumfassende Bedeutung. Es ermöglicht die Lebensfunktionen und sorgt für ein gesundes und langes Leben. Nur wenn das Qi in ausreichendem Maß und ohne irgend-welche Hindernisse oder Stauungen durch den Körper fließen kann, fühlen wir uns wohl und sind wir wirklich gesund.

Das Qi verläuft über Leitungs- oder Energiebahnen, die Meridiane, durch den gesamten Körper. Die Meridiane verlaufen sowohl im Inneren des Körpers als auch unter der Hautoberfläche; auf letzteren liegen kettenartig aufgereiht die Akupunkturpunkte. Die Gesamtheit aller Meridiane bildet ein zusammenhängendes Netzwerk.

Yin und Yang

Das Qi fließt, wenn Yin und Yang im Gleichgewicht zueinander stehen. Yin und Yang sind zwei zentrale Begriffe der chinesischen Medizin und bilden Gegensätze. Ursprünglich bezeichnete Yin die Schattenseite eines Berges, Yang seine Sonnenseite. Beim Menschen ist Yin das Blut, es gilt als passives Transportmittel für die Nährstoffe. Das aktive Yang hält die Blutzirkulation in Gang.

Zuordnung verschiedener Strukturen zu Ying und Yang

Yin	*Yang*
Frau	Mann
rechts	links
Bauch	Rücken
innen	außen
von der Taille abwärts	von der Taille aufwärts
Speicherorgane	Hohlorgane
Blut	Lebensenergie (Qi)
Nahrung	Abwehr
Struktur der Organe	Funktion der Organe
Knochen, Organe	Haut, Muskulatur

Einteilung der Meridiane

Zu den wichtigsten Meridianen gehören die zehn organbezogenen Meridiane. Je zwei organbezogene Meridiane bilden einen Funktionskreis. Ein solcher Funktionskreis besteht jeweils aus einem Yin-Meridian, einem Yang-Meridian, einer Körperöffnung und einigen Wirbeln. Es besteht folglich eine feste Beziehung zwischen Meridian, Organ und Wirbel. Yin-Meridiane verlaufen von unten nach oben, Yang-Meridiane von oben nach unten.

Die zehn organbezogenen Meridiane

Meridiane (Yin/Yang)	Körperöffnung[i]	Wirbel
Leber-/Gallenblasenmeridian	Augen	C2, Th4, Th5
Herz-/Dünndarmmeridian	Zunge	C2, Th2, Th12
Milz-/Magenmeridian	Mund/Zunge	C4, Th6, Th7, Th8
Lungen-/Dickdarmmeridian	Nase	C4, Th3, L1
Nieren-/Blasenmeridian	Ohren	C3, Th9, Th10, Th11, L3

Zu den zehn organbezogenen Meridianen kommen vier übergeordnete Meridiane hinzu, der Kreislaufmeridian und der Dreifache Erwärmer, letzterer ist für die Energieverteilung im Körper verantwortlich, sowie der Direktor und der Gouverneur. Bei allen genannten Meridianen verlaufen je zwei Meridiane spiegelbildlich auf beiden Körperseiten; allerdings mit zwei Ausnahmen: dem Direktor und dem Gouverneur. Der Direktor läuft über die vordere Mittellinie den Bauch und Brust entlang, der Gouverneur verläuft die Wirbelsäule hoch bis über die Schädeldecke.

Die Verläufe der zehn organbezogenen Meridiane sowie des Dreifachen Erwärmers, des Kreislaufmeridians, des Direktors und des Gouverneurs sind auf Abb. 3 (S. 44) dargestellt. Mit Hilfe dieser Abbildung lässt sich auch nachvollziehen, welche Beschwerden mit welchen Meridianen in Verbindung stehen.

---

[i] In der Literatur finden sich hierzu zum Teil auch abweichende Angaben, z.B. Funktionskreis Niere-Blase: Ohren als Sinnesorgan, Öffnungen für Urin und Kot als Körperöffnung.

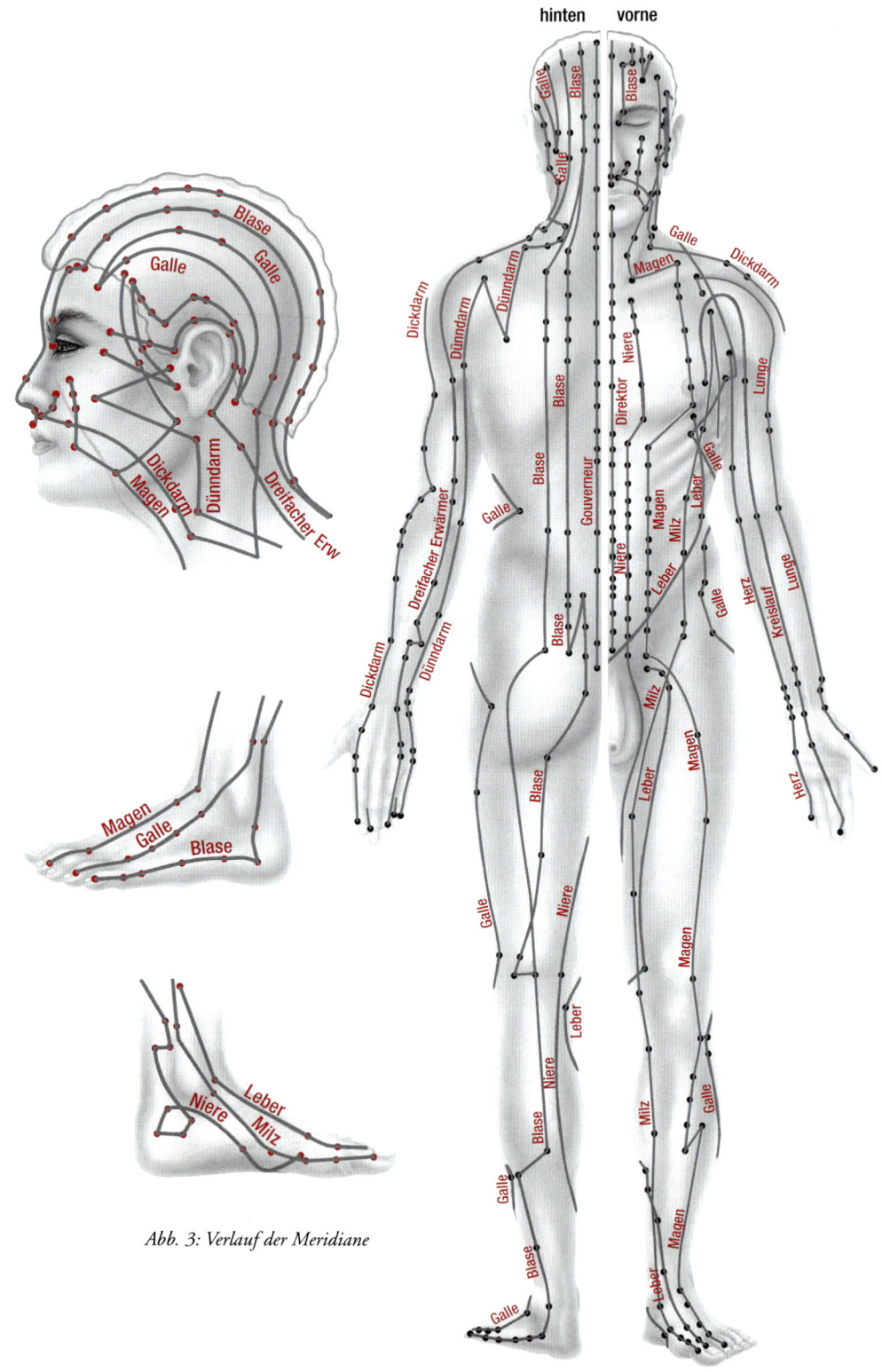

Abb. 3: Verlauf der Meridiane

Meridiane und Dorn-Therapie

Ein erkranktes Organ kann zu Symptomen entlang des zugehörigen Meridians führen. Solche Symptome können z.b. sein: Schmerzen, Missempfindungen, Ausfallerscheinungen, Bewegungseinschränkungen, Sensitivitätsstörungen, Verkrampfungen, Energiestau oder Gewebeveränderungen. Häufig sind dann die zugehörigen Wirbel verschoben bzw. blockiert.

Aus der Lokalisation von Beschwerden kann der Dorn-Therapeut wertvolle Hinweise auf die örtlich verlaufenden Meridiane und damit auf die verschobenen bzw. blockierten Wirbel gewinnen. Umgekehrt werden durch die Dorn-Behandlung quasi immer Meridiane mit beeinflusst und Fernwirkungen der Dorn-Therapie lassen sich häufig über die Meridiane erklären. So kann z.b. durch die Korrektur der Wirbel C4, Th6, Th7 und Th8 über den Funktionskreis Milz-Magen-Mund ein trockener Mund oder Mundgeruch verschwinden.

Zuordnung der Wirbel zu den Meridianen

Wirbel	Yin-Meridian	Yang-Meridian
C2	Lebermeridian	Gallenblasenmeridian
	Herzmeridian	Dünndarmmeridian
C3	Nierenmeridian	Blasenmeridian
C4	Milzmeridian	Magenmeridian
	Lungenmeridian	Dickdarmmeridian
Th2	Herzmeridian	Dünndarmmeridian
Th3	Lungenmeridian	Dickdarmmeridian
Th4/Th5	Lebermeridian	Gallenblasenmeridian
Th6–Th8	Milzmeridian	Magenmeridian
Th9–Th11	Nierenmeridian	Blasenmeridian
Th12	Herzmeridian	Dünndarmmeridian
L1	Lungenmeridian	Dickdarmmeridian
L3	Nierenmeridian	Blasenmeridian

Eine besonders große Rolle im Zusammenhang mit der Dorn-Therapie spielen der Gouverneur und der Blasenmeridian:

Der Gouverneur, der wie gesagt entlang der Wirbelsäule nach oben verläuft, wird zwangsläufig bei jeder Dorn-Behandlung der Wirbelsäule mitbehandelt – mit weit reichenden Folgen. Durch ihn flutet das aktivierende Yang und die Patienten spüren es zumeist sehr bald: Die Lebensenergie wird geweckt, die Abwehr gestärkt und die Organfunktionen unterstützt. Der Patient fühlt sich meist freier, wohler, größer und besser.

Besonders deutlich zeigen sich die Zusammenhänge von Wirbeln und Meridianen am Blasenmeridian. Als Yang-Meridian verläuft der Blasenmeridian von oben nach unten. Er führt vom Kopf den Rücken entlang über die Kniekehle bis zur Außenseite der kleinen Zehe. An der Zehenspitze verbindet er sich mit dem aufsteigenden Nierenmeridian. Auf seinem Weg den Rücken hinab verläuft der Blasenmeridian rechts und links von der Wirbelsäule. Er verbindet alle Wirbelgelenke und das Kreuzbeingelenk mit dem Gehirn und den unteren Extremitäten. Dementsprechend wirkt sich jede Dorn-Behandlung an der Wirbelsäule auf den Blasenmeridian aus. Somit kann es geschehen, dass mit der Korrektur einer Blockade im Lendenwirbelbereich Schmerzen in der Kniekehle verschwinden. So lassen sich viele Heilungserfolge, die mit der Dorn-Therapie erreicht werden, mit Hilfe der Meridiane erklären. Entsprechend des Verlaufs können folgende Probleme mit Störungen des Blasenmeridians zusammenhängen: Ohrgeräusche, Ohrensausen, Energie- und Antriebslosigkeit, Neurodermitis, Schuppenflechte, offene Beine, Schmerzen im unteren Kreuzbein, in der Kniekehle, hinten am Bein oder außen am Fußknöchel sowie Wadenkrämpfe.

Wenn der Therapeut die zu den Beschwerden gehörigen Meridiane und Wirbel ausgemacht hat, wird er sowohl den Wirbel behandeln, der zu diesem Organ gehört, als auch die Wirbel, die zum zugehörigen Funktionskreis gehören. In vielen Fällen führt dieses Vorgehen zu einer raschen Heilung bzw. Besserung der Beschwerden.

Hinweis

Manchmal spielen auch noch die Gelenke und Narben, die auf dem Meridian liegen, eine Rolle. Hier muss gegebenenfalls eine entsprechende Narbenentstörung erfolgen. Am erfolgreichsten ist es natürlich, wenn immer die ganze Wirbelsäule und alle Gelenke untersucht und behandelt werden.

Zusammenfassung:
- Die Dorn-Therapie wird insbesondere bei Rückenschmerzen, Schmerzen und Bewegungseinschränkungen der Wirbelsäule und Gelenke eingesetzt.
- Die Erfahrung zeigt, dass Verschiebungen im oberen Bereich der Wirbelsäule oft mit persönlichen Problemen zusammenhängen; der Patient macht „den Rücken krumm". Kreuzschmerzen im unteren Bereich hängen eher mit Mitmenschen zusammen, mit Schwierigkeiten am Arbeitsplatz oder in der Schule. Sensible Menschen reagieren häufig stärker als pragmatisch veranlagte.
- Durch Wirbelfehlstellungen können Blockaden entstehen, die wiederum zu Störungen in der Organfunktion führen können. In der Folge treten Beschwerden und Krankheiten auf, deren Heilung erst durch die Beseitigung der eigentlichen Ursache, nämlich der Wirbelfehlstellung, erreicht wird. Die bisherigen Erfahrungen mit der Dorn-Therapie zeigen, dass es sich bei allen Erkrankungen, Symptomen und Beschwerden lohnt, zunächst nach Dorn zu behandeln.
- Wirbel und Gelenke sollten im Zusammenhang mit den Meridianen gesehen werden. Eine Wirbelblockade kann den entsprechenden Meridian beeinträchtigen. Daher kann man aus der Lokalisation von Schmerzen und anderen Beschwerden wertvolle Hinweise darauf gewinnen, welche Wirbel kontrolliert und gegebenenfalls korrigiert werden sollten.

Kontraindikationen

Auch wenn die Dorn-Therapie sehr sanft ist, gibt es Fälle, in denen sie nicht angebracht ist. Beachtet werden sollten auch die Hinweise in dem Kapitel „Patienten mit Vorerkrankungen" auf S. 163ff.

Immobile Patienten

Wichtigste Voraussetzung jeder Dorn-Behandlung ist, dass der Patient sich selbst aufrichten kann. Solange der Patient sich aufrichten, auf den Therapeuten zugehen und stehen bzw. sitzen kann, kann die Dorn-Behandlung durchgeführt werden. Bei bettlägerigen Patienten verbietet sich die Behandlung allein schon dadurch, dass sie weder ihre Arme noch ihre Beine schwingen können. Diese Eigenbewegung ist aber ein wesentlicher Bestandteil der Therapie.

Unfallpatienten

Nach Unfällen oder Gewaltanwendungen darf nicht sofort nach Dorn therapiert werden. Bei Rücken- und Gelenkschmerzen muss erst eine Röntgenuntersuchung Knochenbrüche, Haarrisse und innere Verletzungen des Patienten ausschließen. Sechs bis acht Wochen nach einem Unfall ist eine Behandlung ohne Bedenken möglich; dann sind gebrochene Knochen verheilt.

Tumor- und Krebspatienten

Tumorerkrankungen sind an sich keine Kontraindikation für die Dorn-Therapie. Hier muss der Therapeut je nach Fall entscheiden, inwieweit eine Dorn-Therapie sinnvoll ist. Auch muss der Therapeut unter Umständen mit juristischen Problemen rechnen. Patienten mit Knochenmetastasen befinden sich meist im Endstadium ihrer Krankheit. Was passiert, wenn der Patient unmittelbar nach der Dorn-Behandlung stirbt? Natürlich ist das nicht die Todesursache, auch nicht der Auslöser. Doch niemand weiß, wie die Angehörigen reagieren. Mit der Dorn-Therapie kann man keinen Krebs heilen. In einigen Fällen kann man mit ihr aber vorübergehend das Wohlbefinden des Patienten verbessern. Hierüber muss der Patient entsprechend aufgeklärt werden. Wenn der Patient dennoch behandelt werden möchte, sollte man sich diesen Patientenwunsch bescheinigen lassen.

Entzündungen

Bei akuten Entzündungen und Fieber sollte nicht nach Dorn behandelt werden. Der Therapeut wartet, bis die Entzündung abgeklungen ist.
Bei akuten Gelenkentzündungen mit Schwellung, wie z. B. beim akuten Gichtanfall, wird gewartet, bis die Schwellung abgeklungen ist. Wenn keine Temperaturerhöhung am Gelenk mehr spürbar ist, kann behandelt werden. Dies gilt auch für chronische Entzündungen.

Hexenschuss, Bandscheibenvorfall

Ein akuter Hexenschuss schließt die Dorn-Behandlung nicht aus. Allerdings verzichtet man zunächst auf die Kontrolle der Beinlängen (siehe S. 163).

Beim Bandscheibenvorfall wölbt sich der Nucleus pulposus durch eine Schwachstelle im Fasermantel der Bandscheibe nach außen vor oder tritt sogar aus. Der Patient leidet unter extremen Schmerzen, kann nicht mehr stehen und muss sofort in die Klinik gebracht werden. Es besteht die Gefahr der Querschnittslähmung und es darf auf keinen Fall nach Dorn behandelt werden.

Lähmungserscheinungen

Bei kleineren Empfindungsstörungen in Armen oder Beinen ist eine nähere Untersuchung durch den Facharzt zunächst nicht notwendig. Falls die Beschwerden nach einigen Behandlungen nicht besser werden, sollte ein Facharzt hinzugezogen werden. Bei fortgeschrittener Lähmung muss ein Neurologe abklären, ob eine Nervenstörung vorliegt.

Medikamente und Operationen

Vorsicht geboten ist bei Patienten, die unter Kortison-Dauertherapie stehen. Eine unerwünschte Nebenwirkung dieses Wirkstoffs ist die erhöhte Knochenbrüchigkeit.

Zurückliegende Operationen sind kein Hindernis. Wenn die Wunde nicht mehr schmerzt und die Entzündung ausgeheilt ist, kann auch behandelt werden.

Osteoporose

Die Osteoporose stellt an sich keine Kontraindikation für die Dorn-Therapie dar. Gerade diese Patienten brauchen die sanfte Therapie besonders nötig. Natürlich sollte man bei der Behandlung vorsichtig vorgehen (siehe auch S. 167f.).

Wurden Deckplatteneinbrüche diagnostiziert, sollten die betroffenen Wirbel nicht behandelt werden. Grundsätzlich hat sich bei Osteoporose-Patienten die Breuß-Massage bewährt.

Akute Migräne

Bei akuter Migräne wird vorläufig auf die Dorn-Therapie verzichtet. Die Therapie beginnt nach Abklingen des akuten Anfalls. Häufig kann die Migräne durch das Einrichten von Atlas und 7. Halswirbel behoben werden. Besonderes Augenmerk sollte der Therapeut auch auf den 4. und 5. Brustwirbel richten.

Anatomische Grundlagen

Der Rücken des Menschen besteht aus fein aufeinander abgestimmten aktiven und passiven Elementen. Die Knochen tragen den Körper, schützen die
Eingeweide und stabilisieren Arme und Beine. Die Gelenke verbinden die
Knochen beweglich miteinander; die Bänder schützen die Gelenke vor unge-
eigneten Bewegungen und halten sie zusammen. Den aktiven Teil des Bewegungsapparates übernehmen die Muskeln und Sehnen.

Die Gelenke

Die Knochen sind durch knorpelige Strukturen oder durch ein synoviales
Gelenk miteinander verbunden. Knorpelverbindungen im Bereich der Wirbelsäule sind die Zwischenwirbelscheiben bzw. Bandscheiben; auch die Rippen sind größtenteils knorpelig mit dem Brustbein verbunden.

Das synoviale Gelenk

Ein echtes oder synoviales Gelenk (Diarthrose) verbindet zwei Knochen beweglich miteinander. Ein Knorpelüberzug schützt die Knochenenden vor
Reibung und hilft, Stöße abzufedern. Die Stärke des Knorpels hängt von der
jeweiligen Belastung ab. Beim stark druckbelasteten Knie wird er bis zu fünf
Millimeter dick. Zwischen den Knorpeln liegt ein Gelenkspalt. Er ist nicht
hohl, sondern wird von einer Flüssigkeit ausgefüllt, der so genannten Gelenkschmiere oder Synovia. Diese Flüssigkeit dient wie das Öl in einem techni-
schen Gelenk als Gleitmittel. Außerdem ernährt sie den Gelenkknorpel. Im
Röntgenbild erscheint der Gelenkspalt weitaus größer als er tatsächlich ist, da
Knorpel röntgenologisch durchsichtig sind.

Den Abschluss nach außen bildet die Gelenkkapsel. Sie umschließt das
Gelenk, dichtet den Gelenkspalt ab, bildet die Gelenkschmiere und resorbiert
sie wieder. Außerdem verleiht sie dem Gelenk Stabilität. Außerhalb der Gelenkkapsel liegen die äußerst wichtigen Gelenkbänder (Ligamente). Sie halten die
Knochen des Gelenks zusammen und führen das Gelenk während seiner
Bewegung. Indem sie den Gelenkausschlag in bestimmte Richtungen hem-
men, begrenzen sie die Bewegung des Gelenks und bestimmen zusammen
mit der Form der Gelenkflächen die Bewegungsmöglichkeit. Die an der
Gelenkkapsel ansetzenden Muskeln straffen die Gelenkkapsel und verhindern, dass sie bei der Bewegung eingeklemmt wird (z.B. Hüftgelenk).

Aufbau eines synovialen Gelenks

Struktur	Funktion
Knochenenden	bilden die Grundform des Gelenks
Gelenkknorpel	bildet die Gelenkfläche, schützt vor Reibung
Gelenkspalt	enthält die Gelenkschmiere, dient als Puffer
Gelenkschmiere	dient als Gleitmittel, ernährt den Knorpel
Gelenkkapsel	gibt dem Gelenk Halt, sondert die Gelenkschmiere ab
Bänder	Gelenkführung, begrenzen die Bewegung

Gelenkformen

Den größten Bewegungsfreiraum bietet das Kugelgelenk. Hier dreht sich der
kugelförmige Gelenkkopf in der Gelenkpfanne. Dieses Gelenk erlaubt Bewegungen in drei Ebenen (drei Freiheitsgrade). Man spricht daher auch von
einem dreiachsigen Gelenk, dessen drei Achsen senkrecht aufeinander stehen
und sich alle im Kugelmittelpunkt kreuzen. Es erlaubt Bewegungen in alle
Richtungen: So kann der Arm im Schultergelenk ein- und auswärts kreisen
(1. Achse), nach vorne und nach hinten angehoben (2. Achse) und seitlich
angehoben und gesenkt werden (3. Achse). Wichtige Kugelgelenke sind das
Schulter- und das Hüftgelenk. Beim Scharniergelenk ist die Bewegung stark
eingeschränkt; es ermöglicht nur die Drehung um die Scharnierachse. Schar-
niergelenke sind zum Beispiel die Fingermittel- und Fingerendgelenke.

Die wichtigsten Formen synovialer Gelenke

Gelenkform	Aufbau	Zahl der Achsen	Beispiele
Scharniergelenk	Auskehlung und Walze	1 Achse	Kiefergelenk, Oberarm-Ellen-Gelenk, Fingermittel- und -endgelenke
Eigelenk	eiförmiger Gelenkkörper in einer elliptischen Mulde	2 Achsen	proximales Handgelenk, Schädel-Atlas-Gelenk
Kugelgelenk	kugelförmiger Gelenkkopf in einer Gelenkpfanne	3 Achsen	Schultergelenk, Hüftgelenk, Fingergrundgelenke II–V

Die Wirbelsäule

Dieses stabile aber dennoch sehr bewegliche Stützorgan besteht aus 24 einzelnen Wirbeln, dem Kreuzbein, dem Steißbein und zahlreichen Zwischenwirbelscheiben (Bandscheiben). Der Kreuzbeinabschnitt der Wirbelsäule bildet einen Teil des Beckens. Im Wirbelkanal liegt geschützt das Rückenmark.

Grundform der Wirbel

Alle Wirbel entsprechen mehr oder weniger stark einem Grundbauplan. Am genauesten entsprechen die Brustwirbel diesem Grundbauplan, während die Hals- und Lendenwirbel zum Teil merklich abweichen.

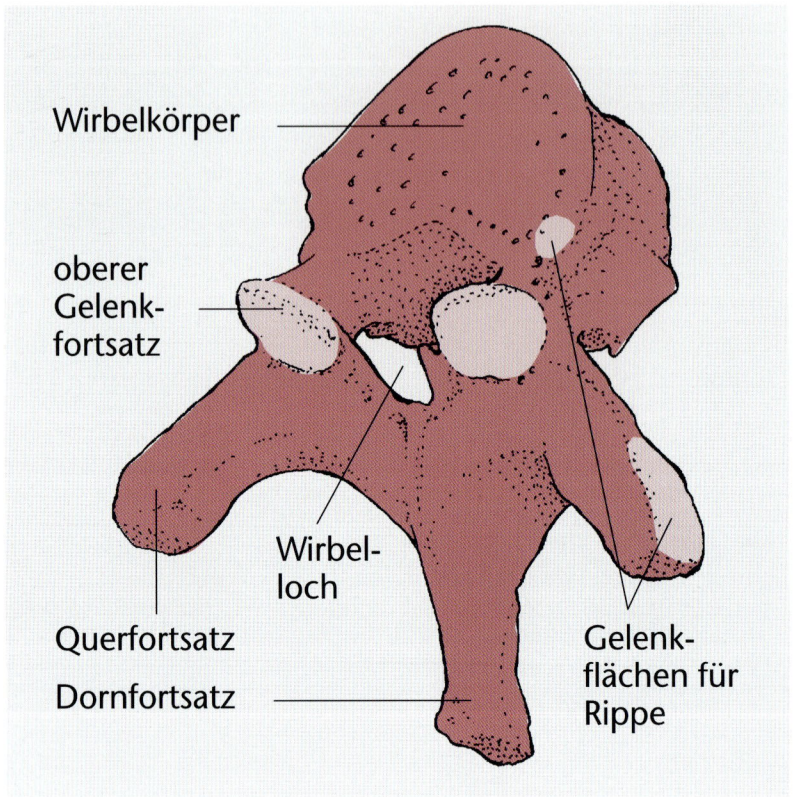

Abb. 4: Brustwirbel

Wirbelkörper
Der Wirbelkörper ist der kurze zylindrische Teil (Corpus), der vor dem Rückenmark liegt. An ihm setzen die Knochenfortsätze und Knochenspangen an. Wirbelkörper und alle Fortsätze bilden zusammen den Wirbel.

Wirbelbögen
Auf beiden Seiten des Wirbelkörpers geht der Wirbelbogen (Arcus) zur Rückseite des Körpers ab (nach dorsal). Er umschließt das Wirbelloch (Foramen).

Wirbelkanal
• Die Wirbellöcher der einzelnen Wirbel stehen exakt übereinander und bilden den Wirbelkanal – einen geschlossenen Kanal von der Schädelbasis bis zum Kreuzbein.
• Im Wirbelkanal liegen eingebettet in Fettgewebe das Rückenmark, die Spinalnervenwurzeln und ein Venengeflecht.

Wirbelfortsätze
Es sind knöcherne Fortsätze des Wirbelbogens, die den Muskeln als Krafthebel dienen.
• Querfortsätze: Gleich hinter den beiden Wurzeln der Wirbelbögen zweigen die seitwärts gerichteten (lateralen) Querfortsätze ab (Processus transversus).
• Dornfortsatz: Zur Körperrückseite (dorsal) hin setzt sich der Wirbelbogen in einem unpaaren, einzelnen Dornfortsatz (Processus spinosus) fort. Der Dornfortsatz lässt sich tasten und ist meist als Höcker sichtbar.
• Gelenkfortsätze/Höcker: Außerdem gehen oben und unten je zwei Gelenkfortsätze oder Höcker ab (Processus articularis). Diese insgesamt vier Höcker bilden mit der entsprechenden Gelenkfläche der Höcker des nächst höher bzw. niedriger gelegenen Wirbels jeweils ein Zwischenwirbelgelenk. Durch die gesamte Wirbelsäule ziehen sich somit zwei Säulen aus Gelenkfortsätzen.

Gelenkverbindungen der Wirbelsäule

Die Wirbel sind untereinander durch Wirbelgelenke, Zwischenwirbelscheiben und Bänder verbunden und bilden eine funktionelle Einheit.

Wirbelgelenke
Über die paarigen Wirbelgelenke sind die Wirbel an den Wirbelbögen gelenkig miteinander verbunden, sie bilden zwei Gelenkreihen entlang der Wirbelsäule. Form und Stellung der Gelenkflächen sind in den einzelnen Wirbelsäulenabschnitten verschieden, was zu der unterschiedlichen Beweglichkeit führt.

Bandscheiben
Zwischen den Wirbelkörpern liegen die Zwischenwirbelscheiben oder auch Bandscheiben. Eine Bandscheibe erreicht etwa ein Drittel der Höhe des zugehörigen Wirbelkörpers und ist der eigentliche „Stoßdämpfer" der Wirbelsäule.

In der Mitte der Bandscheibe liegt der linsenförmige Gallertkern (Nucleus pulposus). Er wirkt als druckresistentes Wasserkissen, d.h. er verteilt den Druck, der auf der Wirbelsäule lastet, gleichmäßig auf die Flächen der Wirbelkörper. Der Gallertkern wird umgeben von schraubenförmig angeordneten Kollagenfasern. Sie übertragen wie eine Feder Druck und Zug der Wirbelsäule und sind sehr wichtig für die Beweglichkeit der Wirbelsäule.

Durch ihre Form tragen die Bandscheiben wesentlich zu den Krümmungen der Wirbelsäule bei: Im Bereich der Hals- und der Lendenwirbelsäule sind die Bandscheiben vorne (ventral) höher und im Bereich der Brustwirbelsäule vorne (ventral) niedriger als hinten (dorsal). Entsprechend ist die Wirbelsäule im Bereich der Hals- und Lendenwirbelsäule leicht konvex nach vorne gebogen (so genannte Hals- bzw. Lendenlordose; siehe Abb. 5, S. 58).

Die Bandscheibe wird indirekt durch die sie umgebende Knochenstruktur ernährt. In Ruhestellung nimmt die Bandscheibe Flüssigkeit und Nährstoffe aus dem umliegenden Gewebe auf. Bei Belastung, etwa im Sitzen oder Stehen, gibt sie Flüssigkeit wieder ab. Im Laufe des Tages verliert die Bandscheibe Flüssigkeit und damit nimmt die Körpergröße um einen bis zwei Zentimeter ab. In der Nacht füllen sich die Bandscheiben wieder. Der Wechsel von Be- und Entlastung ist notwendig für die Ernährung der Bandscheibe.

Auf den Bandscheiben lastet ein unterschiedlich starker Druck, der mit der Zeit die Fasermassen beschädigen und den Gallertkern verschieben kann; dies geschieht nur, wenn die unter und über der Bandscheibe angeordneten Wirbel aus ihrer idealen Lage gerutscht sind. Wenn der Gallertkern aus der Fasermasse herausgeschoben wird, spricht man von einem Bandscheibenvorfall (Prolaps).

Rücken- oder Bauchlage	minimale Druckbelastung
Seitenlage	Druckbelastung doppelt so hoch wie in Rückenlage
Aufrechtes Stehen	Druckbelastung viermal so hoch
Sitzen	Druckbelastung achtmal so hoch

Bänder
Längs- und Querbänder halten die Wirbelsäule zusammen. Sie begrenzen die Bewegungen, verbinden die Wirbelsäule mit Kopf und Becken und tragen maßgeblich zu der typischen Eigenform der Wirbelsäule bei. Vor und hinter der Wirbelsäule verläuft je ein Längsband von oben bis unten. Zwischen diesen Längsbändern gibt es elastische Bänder, die der Wirbelsäule auch ohne Muskelkraft Halt verleihen. Bänder zwischen den Quer- und Dornfortsätzen verhindern eine übermäßige seitliche Verdrehung der Wirbelsäule.

Gliederung der Wirbelsäule

Die Wirbelsäule gliedert sich anatomisch und funktionell in Hals-, Brust-
und Lendenwirbelsäule, Kreuz- und Steißbein. Kreuz- und Steißbein sind fest
im Beckenring eingebunden. Die gesamte Wirbelsäule erreicht 2/3 der Kör-
perlänge, ein Viertel davon entfällt auf die Bandscheiben.

Gliederung der Wirbelsäule

Abschnitt	*Abkürzung*	*Zahl der Wirbel*	*lat. Bezeichnung*
Halswirbelsäule	HWS	7 (C1–C7)	Vertebrae cervicales
Brustwirbelsäule	BWS	12 (Th1–Th12)	Vertebrae thoracicae
Lendenwirbelsäule	LWS	5 (L1–L5)	Vertebrae lumbales
Kreuzbein	KB	5	Os sacrum
Steißbein	SB	3–5	Os coccygis

Halswirbel (Zervikalbereich)

Atlas und Axis (C1, C2)
Die beiden obersten Halswirbel weichen erheblich vom Grundbauplan eines
Wirbels ab. Der erste Halswirbel – der Atlas (C1) – besitzt weder Wirbelkör-
per noch Dornfortsatz. Er besteht lediglich aus einer Knochenspange, die aus
den Wirbelbögen und den Querfortsätzen gebildet wird. Der Atlas trägt den
Schädel.

Der zweite Halswirbel, auch Axis oder Dreher (C2) genannt, trägt einen
charakteristischen Zapfen oder Zahn (Dens). Der Zahn ist eine Verlängerung
des Wirbelkörpers. Er ragt in den Ring des Atlas und bildet die Achse, um
die sich der Atlas mitsamt des darauf sitzenden Kopfes drehen kann. Er hat
einen ausgeprägten Dornfortsatz, den man meist sehr gut einen Finger breit
unter dem Schädelansatz fühlen kann.

Die Drehbewegung des Kopfes, die Nein-Bewegung, findet hauptsächlich
in diesem Atlas-Axis-Gelenk statt. Zwischen Atlas und Axis gibt es keine Bandscheibe.

Halswirbel C3–C7
Die Wirbelkörper der Halswirbel sind relativ klein. Sie tragen fest verwach-
sene Rippenrudimente, die sich vor die Querfortsätze legen. Zusammen bilden sie die nach vorne gehenden (ventralen) Knochenspangen. Die Dornfort-

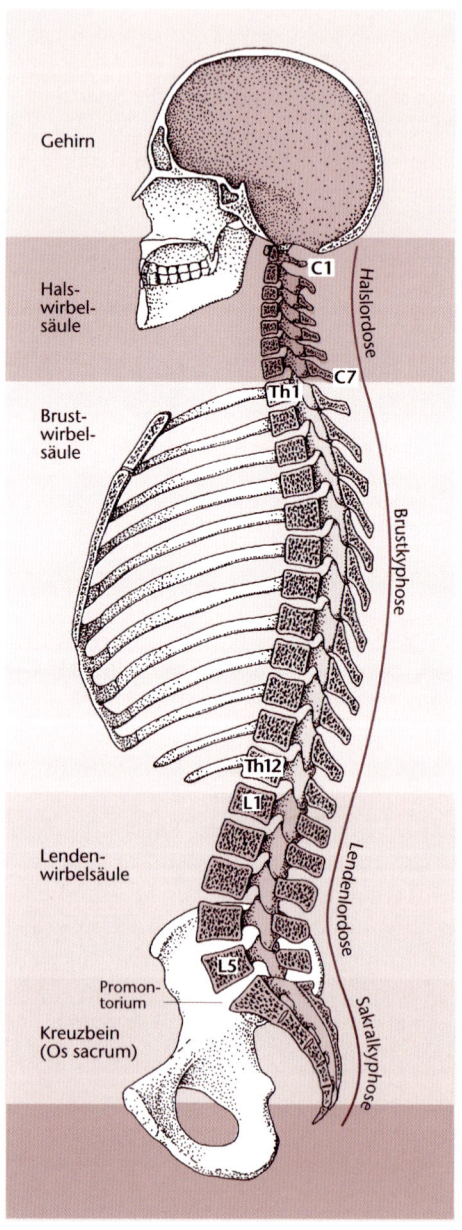

Abb. 5: Aufbau der Wirbelsäule

sätze sind sehr kurz und bis auf den Fortsatz des C7 oft kaum tastbar. Die Halswirbel übernehmen die Neigebewegungen des Kopfes – das zur Seite, nach vorne und nach hinten Neigen. Der Dornfortsatz des 7. Halswirbels (C7) ist deutlich länger als die anderen und unter der Haut gut erkennbar. Man nennt ihn auch den Prominenten (Vertebra prominens) oder den vorspringenden Wirbel.

Weil die knöchernen Strukturen im Halsbereich vergleichsweise wenig stabil sind, übernehmen die starken Muskeln den Großteil der Haltearbeit. Hals-, Schulter- und Rückenmuskulatur sind ständig aktiv, um den Kopf mit seinem großen Gewicht zu halten.

Brustwirbel (Thorakalbereich)
Die zwölf Brustwirbel entsprechen dem Grundbauplan eines Wirbels. Sie tragen je ein Paar nach vorne gerichtete Knochenspangen, die Rippen. Die Rippen sind mit dem Wirbelkörper und Querfortsatz über knorpelige Strukturen beweglich verbunden. Die Dornfortsätze der Brustwirbel sind sehr lang, ragen steil abwärts und erinnern in ihrer Anordnung an Dachziegel. Die Spitze eines Fortsatzes lässt sich in Höhe des nächst tieferen Wirbelkörpers tasten. Der Dornfortsatz des siebten Brustwirbels (Th7) endet auf der Höhe des achten Wirbelkörpers (Th8), der Fortsatz des zwölften Brustwirbels (Th12) endet am Wirbelkörper des ersten Lendenwirbels (L1). Die Dornfortsätze lassen sich sehr gut tasten.

Auch die Gelenkfortsätze verlaufen sehr steil, was der Brustwirbelsäule Bewegungen in alle Richtungen erlaubt. Die Summe der Einzelbewegungen jedes Wirbels ermöglicht das Drehen um die eigene Achse sowie das nach vorne, zurück und zur Seite Neigen.

Lendenwirbel (Lumbalbereich)
Die Lendenwirbel liegen zwischen den Brustwirbeln und dem Kreuzbein. Ihre Anzahl kann variieren; meist sind es fünf. In seltenen Fällen kann der unterste Lendenwirbel mit dem Kreuzbein verschmolzen sein. Die seitlichen Fortsätze sind genau genommen Rippenrudimente und werden daher auch als Rippenfortsätze bezeichnet. Die Rippenfortsätze sind fast horizontal nach hinten (dorsal) gerichtet. Die tastbare Dornfortsatzspitze des vierten Lendenwirbels liegt auf der Höhe des unteren Randes des eigenen Wirbelkörpers. Die Dornfortsätze lassen sich gut tasten.

Die fünf Lendenwirbel tragen die Hauptlast des aufrechten Körpers und müssen hohe Belastungen abpuffern. Beschwerden im Lendenwirbelbereich machen mehr als die Hälfte aller Rückenprobleme aus.

Rudiment – Verkümmerung, Rückbildung

Kreuzbein (Os sacrum)

Das Kreuzbein (Os sacrum: lat. os = Knochen, lat. sacralis = heilig) besteht aus fünf – selten auch sechs – Wirbeln bzw. Wirbelanlagen und den zugehörigen Bandscheiben und Rippenrudimenten. Während man beim Kind noch Knorpelfugen für das Wachstum zwischen den Wirbeln findet, verschmelzen die Teile in der Pubertät so miteinander, dass beim Erwachsenen nur noch Querlinien auf der Vorderseite übrig bleiben. Die Form des Kreuzbeins erinnert an eine spitze Schaufel. Die Dornfortsätze ragen als Kamm in der Mitte der Platte hervor und lassen sich gut tasten. Zwischen dem dritten und vierten Kreuzbeinwirbel öffnet sich der Wirbelkanal (Canalis sacralis) und setzt sich in zwei Seitenkanälen fort. Die Querfortsätze und Rippenrudimente verschmelzen zu den beiden massigen Seitenteilen, die auf jeder Seite mit dem Hüftbein ein Iliosakralgelenk bilden.

Das Kreuzbein ist nach hinten gekrümmt, das heißt die untere Spitze seines Dreiecks steht weiter von der Körpermitte nach außen (dorsal) ab als die beiden oberen Spitzen (siehe Abb. 5 S. 58). Bei Frauen ist das Kreuzbein breiter gebaut, kürzer und weniger stark gekrümmt als das männliche Kreuzbein. Im Kreuzbeinbereich setzen die Muskeln des Beckenbodens an.

Steißbein (Os coccygis)

Das untere Ende der Wirbelsäule bildet das Steißbein (Os coccygis: lat. os = Knochen, griech. kokkyx = Kuckuck). Es ist gelenkig mit dem Kreuzbein verbunden und setzt sich aus den Rudimenten von drei bis fünf Wirbeln zusammen.

Die Doppel-S-Form der Wirbelsäule

Die Wirbelsäule des Menschen beschreibt ein doppeltes S, das um seine Schwerpunktlinie hin- und herschwingt.

- Das Kreuzbein ist zur Körperrückseite gerichtet (Kyphose). Zum Ausgleich beschreibt die Lendenwirbelsäule einen entgegengesetzten Bogen (Lordorse), so dass am Übergang vom Kreuzbein zur Lendenwirbelsäule ein natürlicher Knick entsteht. Durch diese Abknickung ragt der vordere obere Rand des 5. Lendenwirbels nach vorne (ventral) in das Becken. Dieser Vorsprung wird als Promontorium bezeichnet (siehe Abb. 5, S. 58).
- Die Brustwirbelsäule beschreibt einen Bogen nach hinten (Kyphose), die Halswirbelsäule wieder nach vorne (Lordose).

Diese doppelte Krümmung ergibt sich aus den statischen Gegebenheiten des aufrechten Ganges und ist letztlich ein Kompromiss zwischen der Elastizität der Wirbelsäule und dem Platzbedarf der Eingeweide. Die Bauch- und Rückenmuskulatur hält im Zusammenspiel die Wirbelsäule so, dass sie in jeder Stellung die Doppelkrümmung erhält.

In der aufrechten Haltung werden die Muskeln nur für das Gleichgewicht beansprucht; ein weiterer Kraftaufwand ist nicht nötig. Der Körper ist an seinen Bändern und Gelenken aufgehängt, die Muskeln arbeiten kaum. Allerdings entlastet eine gut trainierte Muskulatur die Bänder und die Bandscheiben. Bei Fehlhaltungen müssen bestimmte Muskelgruppen zusätzliche Haltearbeit übernehmen. Sie ermüden zunächst schnell, schmerzen und verstärken unter Umständen die Fehlhaltung. Bei länger bestehenden Fehlhaltungen passen sich die Muskeln durch verstärktes einseitiges Wachstum an. Die Asymmetrie der Muskulatur kann sowohl im Tast- als auch im Sichtbefund festgestellt werden.

Beweglichkeit der Wirbelsäule

Abschnitt	Beugung nach vorne	Beugung nach hinten	Beugung zur Seite	Rotation
Schädel – Atlas	++	++	+	–
Atlas – Axis	–	–	–	+++
HWS	+++	+++	+	++
BWS	+	+	+	++
LWS	+	++	+	(+)

–	keine,
+	gering,
++	mittelmäßig,
+++	ausgiebig

Wie sehr die Wirbelsäule tatsächlich beweglich ist, hängt in einem hohen Ausmaß von der Konstitution, vom Alter und vom ständigen Training bzw. regelmäßiger Bewegung ab.

Schultergürtel und Arme

Der Schultergürtel besteht aus zwei beweglich miteinander verbundenen Ske-
lettteilen, dem Schlüsselbein (Clavicula) und dem Schulterblatt (Scapula).
Das Schlüsselbein ist gelenkig am Brustkorb befestigt; die Schulterblätter
sind auf dem Rücken nur durch Muskeln miteinander verbunden.

Schlüsselbein (Clavicula)

Das Schlüsselbein hat die Form eines liegenden S. Zum Brustbein hin beschreibt es einen Bogen nach vorne (ventral), in Schulternähe einen Bogen
nach hinten (dorsal). Beide Enden laufen in einer Gelenkfläche aus. Kräftige
Bänder verbinden das Schlüsselbein mit dem Brustbein, dem Schulterblatt
und der ersten Rippe.

Brustbein-Schlüsselbein-Gelenk (Sternoklavikulargelenk)
Das Gelenk verhält sich wie ein Kugelgelenk, allerdings mit eingeschränkter
Drehbewegung. Es lässt sich um etwa 30° nach vorne und hinten führen, um
5° senken und um 55° heben. Das Brustbein-Schlüsselbein-Gelenk besitzt
eine faserknorpelige Gelenkscheibe (Discus articularis).

Schlüsselbein-Schulterblatt-Gelenk (Akromioklavikulargelenk)
Auch das Schlüsselbein-Schulterblatt-Gelenk verhält sich funktionell wie ein
Kugelgelenk mit eingeschränkter Drehbewegung.
   Das Schlüsselbein setzt am Schultereck (Schulterhöhe; Akromion) am
Schulterblatt an. Es spreizt die Schultern vom Rumpf ab. Ohne Schlüsselbein
könnten sich die Schultern auf der Bauchseite berühren. Bei Bewegungen des
Schultergürtels dient das Schlüsselbein als Führungsstange.

Schulterblatt (Scapula)

Das Schulterblatt ist ein platter, dreieckiger Knochen mit stabilem Rahmen.
An seinen Flächen und rahmenartig verdickten Kanten setzen kräftige Muskeln an. Die rechte bzw. linke obere äußere Ecke des Schulterblatts verbrei-
tert sich zu der ovalen Schultergelenkpfanne.

Schultergelenk (Articulatio humeri)

Als Schultergelenk bezeichnet man das Gelenk zwischen Oberarmknochen (Humerus) und Schulterblatt (Scapula). Das obere Ende des Oberarmknochens bildet den Gelenkkopf; die Gelenkpfanne ist die Verbreiterung der äußeren oberen Ecke des Schulterblatts. Eine sehr weite, schlaffe Gelenkkapsel erlaubt einen sehr großen Bewegungsumfang des Kugelgelenks:

• Rotation des Armes um seine eigene Achse
• Abspreizen und Heranführen des Arms
• Vor- und Rückwärtspendeln des Arms

Das Schultergelenk wird vor allem durch Muskeln gehalten. Die Muskeln setzen jedem Zug, der von außen auf das Gelenk wirkt, einen entsprechenden Muskelzug entgegen. Der Nachteil dieser vorwiegend muskelgesicherten Konstruktion, die nur über eine relativ kleine Kontaktfläche der Knorpel, eine schlaffe Kapsel und unzureichende Bänder verfügt, ist, dass das Kugelgelenk sehr schnell subluxiert. Kommt die Zugkraft überraschend, so kann der Muskel nicht schnell genug reagieren und das Gelenk kann ausgerenkt werden.

Arme: Knochen und Gelenke

Oberarmknochen (Humerus)
Der Oberarmknochen endet oben (proximal) in einem halbkugeligen Kopf – dem Gelenkkopf des Schultergelenks. Das untere Ende ist abgeflacht und läuft in zwei Teile aus: in eine Rolle, die mit der Elle gelenkig verbunden ist, und in ein kugeliges Köpfchen, das mit der Speiche artikuliert.

Unterarmknochen: Elle (Ulna) und Speiche (Radius)
Die Elle läuft an ihrem oberen Ende in einer breiten, in der Länge gefirsteten Querrinne aus, die wie eine Zange die entsprechend gekehlte Rolle des Oberarmknochens umfasst. Oberarm und Elle bilden ein Scharniergelenk.
Die Speiche trägt am oberen Ende ein zylindrisches Gelenkköpfchen, das mit einer entsprechenden Gelenkfläche der Elle und mit dem Köpfchen des Oberarmknochens beweglich verbunden ist.

Ellenbogengelenk

Das Ellenbogengelenk wird vom Oberarmknochen, der Elle und der Speiche gebildet. Es besteht aus drei Einzelgelenken (zusammengesetztes Gelenk):

• Einem Scharniergelenk (1 Achse) zwischen Oberarmknochen und Elle. Es erlaubt die Armbeugung und -streckung.
• Einem Radgelenk zwischen Speiche und Elle. Das Radgelenk (1 Achse) erlaubt die Drehbewegungen, speziell das Einwärts- und Auswärtsdrehen des Unterarms bzw. der Hand.
• Einem Drehscharniergelenk (2 Achsen) zwischen Oberarmknochen und Speiche. Es erlaubt eine Beuge- und eine Drehbewegung.

Seitliche Führungsbänder laufen vom Oberarmknochen zur Elle. Sie sichern das Scharniergelenk und schützen es vor einer Überstreckung. Die Speiche bleibt frei, so dass sie sich gut mit dem Unterarm bewegen kann.

Hand- und Fingergelenke

Die erste Reihe der Handwurzelknochen steht mit der großen Gelenkfläche der Speiche (Radius) in Verbindung und bildet das Handwurzelgelenk. Es erlaubt die Beugung und Streckung sowie die Seitwärtsführung. Eine Drehung der Hand ist hier nicht möglich, sie erfolgt durch die Unterarmdrehung.

Fingergelenke

Gelenk	*Gelenkform*
Grundgelenke der langen Finger	Kugelgelenke
Mittel- und Endgelenke der langen Finger	Scharniergelenke
Daumenmittel- und endgelenk	Scharniergelenke
Daumenwurzelgelenk	Sattelgelenk

Becken, Hüfte und Beine

Das Becken verbindet die Wirbelsäule mit beiden Beinen. Es überträgt das Gewicht des Körpers auf die Beine und federt Belastungen ab; außerdem dient es der Befestigung der Rumpf- und Oberschenkelmuskulatur sowie der Beckenbodenmuskeln. Entsprechend stabil und starr ist das Becken gebaut.

Beckenknochen

Das knöcherne Becken (Pelvis) besteht aus den beiden Hüftbeinen (Ossa coxae) und dem Kreuzbein (Os sacrum), an dem das Steißbein (Os coccygis) hängt. Die Beckenknochen sind knorpelig miteinander verbunden und bilden einen geschlossenen Knochenring.

Hüftbein

Jedes der beiden Hüftbeine setzt sich aus dem Darmbein (Os ilii), dem Sitzbein (Os ischii) und dem Schambein (Os pubis) zusammen. Die drei Knochen treffen sich im so genannten Acetabulum. Die Verschmelzung der Knochen zum Hüftbein beginnt in der frühen Kindheit.

Acetabulum

Im Bereich der Hüftgelenkpfanne (Acetabulum) liegt die Y-förmige Nahtstelle der drei Hüftbeinknochen. Das Acetabulum wird also von Darm-, Sitz- und Schambein gebildet. Ein nahezu ringförmiger Knochenwulst verdeckt die eigentliche Gelenkfläche der Hüftpfanne.

Kreuzbein-Darmbein-Gelenk (Iliosakralgelenk)

Das Kreuzbein ist keilförmig mit dem Darmbein verzahnt. Das Gelenk besitzt nur eine geringe Beweglichkeit; seine wichtigste Funktion ist das Abfedern von Stößen. Äußerst kräftige, starke Bänder halten das Kreuzbein in seiner Position (Amphiarthrose) und verhindern, dass es aus dem Becken herausgedrückt wird. Obwohl das Gelenk sehr gut befestigt ist, können beim Gehen geringe Bewegungen stattfinden, was bei Fehlhaltungen die Ursache heftiger Kreuzschmerzen sein kann.

Beckenneigung

Die Beckenneigung ändert sich vom Stehen zum Sitzen. Beim Stehen ist der Beckenring stark nach vorne geneigt, beim Sitzen wird er nach hinten gekippt. Die Beckenneigung hängt auch von der Haltung ab und kann willkürlich verändert werden.

Hüftgelenk

Die Hüftgelenkpfanne (Acetabulum) umgibt den Gelenkkopf des Oberschenkelknochens zu mehr als der Hälfte und verleiht ihm damit einen sicheren Halt. Der Bandapparat zur Stabilisierung des Hüftgelenks enthält die

widerstandsfähigsten Bänder des Körpers. Sie sind in die Gelenkkapsel ein-
gewebt und verlaufen schraubenförmig um den Oberschenkelhals. Sie werden
straff bei einer Streckung im Hüftgelenk, d.h. beim Zurückbeugen, und er-
schlaffen beim Vorbeugen des Oberkörpers. Beim Zurückbeugen fixieren die
Bänder das Gelenk, der Mensch steht bequem „in den Bändern" und muss keine Muskelkraft aufbringen. Das Gelenk ist entspannt, wenn der Oberschenkel
leicht gebeugt, geringfügig angewinkelt und etwas nach außen gedreht ist.

Das Hüftgelenk ist eine Sonderform des Kugelgelenks. Seine drei Achsen
erlauben die Beugung und Streckung nach vorne, hinten und zur Seite, das
Vor- und Zurückpendeln sowie zur Seite nehmen und die Rotation der
Beine. Im Stehen und Gehen ruht die Körperlast auf dem Hüftgelenk des
Standbeins. Bewegt wird das Spielbein.

Beine: Knochen und Gelenke

Oberschenkelknochen (Femur)
Er ist der größte, längste und stärkste Knochen des menschlichen Körpers.
Oben läuft er über den Hals im Oberschenkelkopf aus. Seitlich davon liegt
der große Rollhügel (Trochanter major), ein Knochenstück, das als Muskel-
ansatz dient und sich gut als seitlichster Punkt der Hüftgegend tasten lässt.
Am Knie endet der Oberschenkel mit zwei mächtigen Gelenkrollen
(Kondylen).

Kniegelenk
Das Kniegelenk ist kompliziert aufgebaut und besteht aus drei Teilgelenken.
Es erlaubt eine Beuge- und Streckbewegung um eine quer verlaufende Scharnierachse und eine Drehung (Rotation) des Unterschenkels um seine Längs-
achse. Die beiden Gelenkrollen des Oberschenkelknochens bilden mit dem
Schienbein (Tibia) die ersten beiden Teilgelenke, die je mit einem Meniskus
ausgestattet sind. Das dritte Teilgelenk liegt zwischen der Kniescheibe und
ihrer Führungsrinne im Oberschenkelbein. Das Wadenbein (Fibula) dient
nur als Ansatz für ein Seitenband. Alle Bewegungen im Kniegelenk werden
durch vier starke Bänder geführt und gesichert. Das Gelenk braucht nur
wenige Muskeln zur Fixierung.

Unterschenkelknochen
Dies sind das Schienbein (Tibia) und das Wadenbein (Fibula).

Oberes Sprunggelenk
Das untere, verbreiterte Ende des Schienbeins bildet zusammen mit dem verdickten Ende des Wadenbeins die Knöchelgabel des oberen Sprunggelenks,
die das Sprungbein umgreift. Das Gelenk ermöglicht das Heben und Senken
des Fußes (Scharniergelenk) sowie eine gewisse Abfederung (durch die Knöchelgabel).

Unteres Sprunggelenk
Zwischen dem Sprungbein und dem Fersen- und Kahnbein liegt das untere
Sprunggelenk. Es ermöglicht die Supination (Auswärtsdrehung) und Prona-
tion (Einwärtsdrehung) des Fußes. Aus der Kombination der Bewegungs-
möglichkeiten im oberen und unteren Sprunggelenk (Drehgelenk) resultiert
das Fußkreisen – die Fußspitze beschreibt eine kreis- bis ellipsenförmige
Bahn.

Zehengelenke
Die Zehengrundgelenke sind Kugelgelenke, die übrigen Zehengelenke Schar-
niergelenke.

Das Nervensystem

Das zentrale Nervensystem gliedert sich in Gehirn und Rückenmark. Das
Rückenmark wiederum zieht vom Hinterhauptsloch durch den Wirbelkanal
bis auf Höhe des zweiten Lendenwirbels. Es ist wie die Wirbelsäule in Seg-
mente gegliedert. Aus jedem Rückenmarksegment gehen links und rechts je
eine vordere und eine hintere Nervenwurzel hervor. Diese verlassen dann –
zum Spinalnerven vereinigt – den Wirbelkanal. Diese Spinalnerven treten
seitlich durch Zwischenwirbellöcher aus, trennen sich in je vier Äste und ziehen in die Körperperipherie. Die hinteren Äste der Spinalnerven innervieren
die tiefen Muskeln vom Hals bis zur Kreuzbeinregion (Rückenstreckmusku-
latur) und die darüber liegende Haut. Die vorderen Äste innervieren die übri-
ge Muskulatur im Bereich des Brustkorbes und des Bauches, die Haut auf der
Bauchseite und die Arme und Beine.

Arm- und Beinnerven
Die wichtigsten Nerven im Bereich der Arme und Beine sind:
Armnerven: Nervus radialis, Nervus medianus, Nervus ulnaris
Beinnerven: Nervus femoralis, Nervus ischiadicus
Auf ihrem Weg können die Nerven gedrückt oder einem starken Zug ausgesetzt werden. Es kommt zu einer vorübergehenden Teillähmung, die Muskeln gehorchen nicht mehr, die Haut wird überempfindlich, Arme und Beine schlafen ein. Entzündungen des Ischiasnervs können schmerzhafte Ischiasneuralgien verursachen.

Praktische Anleitung zu Untersuchung und Therapie

Durch ihre praktische Anwendung durch zahlreiche Therapeuten wird die Dorn-Therapie ständig weiterentwickelt. *Die* Dorn-Therapie gibt es demnach nicht. Jeder Therapeut entwickelt im Laufe der Zeit seine bevorzugten Positionen und Griffe. Während die einen – wie die Autoren dieses Buches – vorwiegend mit dem Daumen arbeiten, setzen andere auch Knöchel (siehe S. 151), Ellenbogen oder Hilfsgeräte (siehe S. 23ff.) zur Wirbelkorrektur ein. Gemeinsam ist all diesen Verfahren, dass durch Druckausübung während einer Bewegung des Patienten die Gelenke in die richtige Position zurückgeführt werden. Im Rahmen seiner praktischen Arbeit wird dabei jeder seinen eigenen Stil entwickeln. Die folgenden Beschreibungen beschränken sich im Wesentlichen auf die von den Autoren praktizierten Methoden.

Im Prinzip erfolgt die Dorn-Therapie immer wieder nach dem folgenden Schema:

• Untersuchung
• Befunderhebung
• Korrektur (durch Druck in der Bewegung, während der Therapeut ausatmet)
• Ausmassieren und Ausstreichen
• Kontrolle

Eine vollständige Dorn-Therapie beginnt mit der Untersuchung und Korrektur der Beinlängen. Anschließend wird die Wirbelsäule von unten nach oben behandelt.

Der übliche Abstand zwischen zwei Ganzkörperbehandlungen beträgt 7–14 Tage.

Anamnese – Befunderhebung

Anders als z.b. bei der Homöopathie ist bei der Dorn-Therapie die genaue Entstehung und Entwicklung der Krankheit von untergeordneter Bedeutung. Der Grund dafür ist, dass bei der Dorn-Therapie der aktuelle Zustand behandelt wird. Es kommt also nicht so sehr darauf an, wann genau welche Operationen stattgefunden haben und wie genau das Leiden vor vielen Jahren begann. Entscheidend für die Dorn-Therapie ist vielmehr, wo der Patient zur Zeit Schmerzen hat und welche Bewegungseinschränkungen im Moment vorhanden sind. Aus der Kontrolle der Beinlängen und dem Abtasten der Wirbelsäule gewinnt der Dorn-Therapeut die wesentlichen Informationen für seine Behandlung. Wenn der Patient gerne näher über sein Leiden bzw. seine Leidensgeschichte reden möchte, kann er dies auch während der Behandlung tun.

Schon aus der Art, wie der Patient geht und sitzt, wie er sich insgesamt bewegt (z.B. an- und auszieht), kann der Therapeut viel über die aktuelle Situation des Patienten erfahren.

Unterschiedliche Beinlängen

Die Grundlage jeder Dorn-Therapie ist die Untersuchung der Beinlängen und gegebenenfalls deren Korrektur. Nahezu alle Menschen besitzen von Geburt an zwei völlig gleich lange Beine. In ganz seltenen Fällen wachsen die Knochen der Beine asymmetrisch und ein Bein ist tatsächlich etwas länger als das andere. Häufiger verursachen traumatische Ereignisse eine Beinverkürzung. Dies können z.b. Unfälle, Operationen, Komplikationen bei der Geburt oder entzündliche Reaktionen sein.

Unabhängig von diesen genannten Beinlängendifferenzen diagnostizieren Dorn-Therapeuten bei den meisten Erwachsenen unterschiedliche Beinlängen. Auch viele Kinder sind davon betroffen. Vier von fünf Patienten, die wegen Rückenproblemen eine Dorn-Praxis aufsuchen, haben unterschiedlich lange Beine. Die Differenz liegt durchschnittlich bei ein bis drei Zentimetern, in seltenen Fällen auch mehr. Weil hier die Ursache vieler Leiden liegt, beginnt der Dorn-Therapeut mit der Untersuchung und Korrektur der Beinlängen. Die Korrektur der unterschiedlichen Beinlängen ist gewissermaßen die Basis jeder Dorn-Behandlung.

Ursachen der unterschiedlichen Beinlängen

In der Dorn-Therapie wird allgemein davon ausgegangen, dass sich bei Patienten mit verschieden langen Beinen die Position der Knochen in den Gelenken verändert hat. Die Knochen sind heraus- oder auseinander gerutscht, wodurch sich der Gelenkspalt vergrößert hat. Das Gelenk ist subluxiert (lat. luxare = verrenken). Das Ausmaß der Verschiebung ist zu Anfang zu gering, um die Funktion des Gelenks merklich zu beeinträchtigen. Dennoch reicht die Verschiebung aus, um das Bein zu verlängern. Das Bein wird um so länger, je mehr das Gelenk subluxiert ist und je mehr Gelenke (Hüft-, Knie-, Sprunggelenk) davon betroffen sind.

Durchschnittliche Verlängerung des Beines durch Subluxation

Subluxiertes Gelenk	*durchschnittliche Beinverlängerung*
Hüftgelenk	0–3 cm
Kniegelenk	0–0,5 cm
Sprunggelenk	0–1 cm

Einige Therapeuten gehen davon aus, dass nicht in erster Linie Subluxationen für die verschiedenen Beinlängen verantwortlich sind. Sie nehmen vielmehr an, dass das komplexe Zusammenspiel von knöchernen und muskulären Strukturen zu der Verlängerung der Beine führt. Unstrittig ist jedenfalls, dass die unterschiedlichen Beinlängen mit Hilfe der Dorn-Therapie festgestellt und ausgeglichen werden können. Da das Modell der Subluxationen als Ursache unterschiedlicher Beinlängen unter Dorn-Therapeuten sehr verbreitet und es zudem sehr anschaulich ist, wird es auch in diesem Buch verwendet.

Drei Gelenke beeinflussen die Beinlänge: Hüftgelenk, Kniegelenk und oberes Sprunggelenk. Während das Sprunggelenk sehr selten subluxiert, passiert dies beim Hüftgelenk recht häufig. Rund drei Viertel aller Beinlängendifferenzen gehen auf ein subluxiertes Hüftgelenk zurück. Zum Teil liegt das an der Anatomie. Die Hüftgelenkpfanne ist zur Bauchseite hin großzügig geformt. Das lässt dem Oberschenkel viel Platz für Bewegungen, aber es erleichtert auch die Luxation. Schwerer wirken allerdings die Belastungen durch unseren Lebensstil. Viele Gewohnheiten hebeln den Oberschenkelkopf aus der Gelenkpfanne heraus. Wenn er nicht wieder vollständig in die Gelenkpfanne zurückgleitet, liegt eine Subluxation vor.

Die wichtigste Ursache für die Hüftgelenksubluxation ist die Art und Weise, wie wir sitzen. Beim Sitzen werden die Hüftgelenke ungefähr im rechten Winkel ausgerichtet; die Muskulatur entspannt sich, der Oberschenkelkopf sitzt locker in der Hüftgelenkpfanne. Werden nun die Beine übereinander geschlagen, wirkt das oben liegende Bein beim leichten Pendeln des Fußes wie ein Hebel auf das Hüftgelenk. Es zieht den Oberschenkelkopf nach vorne. Beim Aufstehen halten die Muskeln den Gelenkkopf in seiner augenblicklichen Lage fest.

Im Auto sitzt man ebenfalls sehr entspannt. Hier wirken zwar keine Hebelkräfte, aber die Vibration kann eine Subluxation verursachen. Sie schüttelt den Oberschenkelkopf regelrecht aus der Gelenkpfanne heraus.

Bestimmte Bewegungen begünstigen die Hüftsubluxation. Dazu gehören alle Bewegungen, bei denen sich Oberkörper und Oberschenkel nahe kommen. Beim Sitzen bilden Oberkörper und Oberschenkel einen rechten Winkel. Wird der Winkel spitz, etwa bei Dehnungsübungen, beim Sitzen in tiefen Sesseln oder beim Beugen mit durchgedrückten Knien, dann belastet das erheblich das Hüftgelenk und der Oberschenkelkopf kann verkanten. Beim Beugen und Bücken in den Knien sollten die Knie nach außen gerichtet sein und der Oberkörper zwischen den Beinen nach unten kommen.

Zu einer Subluxation des Knie- und des Sprunggelenks kann es kommen, wenn die Bänder bei einer Beugung überdehnt werden.

Folgen der Beinlängendifferenz – Beckenschiefstand
Unterschiedlich lange Beine führen zu dem weit verbreiteten Beckenschiefstand. Das längere Bein schiebt seine Beckenschaufel höher als es das kürzere Bein kann. Der Körper wiederum versucht dies auszugleichen, indem er seine Lendenwirbelsäule in die entgegengesetzte Richtung krümmt.

Der Versuch, unterschiedlich lange Beine durch eine Absatzerhöhung der Schuhe oder Einlegesohlen auszugleichen, ist nicht unproblematisch, da so der Ist-Zustand und damit die Fehlstellung des Hüftgelenks stabilisiert wird. Die Dorn-Therapie bietet eine Therapie der eigentlichen Ursache an. Die Subluxationen werden beseitigt, indem das zu lange Bein wieder eingerichtet wird. Es wird nicht das kurze Bein herausgezogen oder künstlich verlängert, sondern das zu lange Bein fachgerecht in die Gelenkpfanne hineingeschoben. Durch die gleich langen Beine kommt das Becken wieder in seine waagerechte Position und kann damit die geeignete Basis für eine aufrechte Wirbelsäule bieten.

Frühzeichen und langfristige Folgen eines Beckenschiefstands
• Frühzeichen
  Der Patient kann nicht über längere Zeit gleichzeitig auf beiden Beinen stehen. Er wird sehr unruhig, wechselt sein Standbein oder schwankt hin und her. Viele leiden unter Rückenschmerzen und/oder Hüftproblemen.
• Langzeitfolgen
  Mittel- bis längerfristig führt die einseitige Belastung zu schwerwiegenden Beeinträchtigungen. Die häufigsten sind: Hüftarthrose, Ischiaserkrankungen, Schmerzen im Knie des kürzeren Beines, Verspannungen im Schulterbereich, Veränderungen der Position einzelner oder mehrerer Wirbel von der Lendenwirbelsäule bis zum ersten Halswirbel (Atlas) und Kiefergelenkprobleme. Aber auch Skoliosen, Fußprobleme, Leistenbrüche, Gebärmuttersenkungen, Unterleibs-, Darm- und Blasenprobleme gehören zu den chronischen Problemen, die Folge eines Beckenschiefstandes sein können.

Zusammenfassung

• Beinlängenunterschiede sind weit verbreitet. Sie werden von den meisten Therapeuten auf Gelenksubluxationen zurückgeführt.
• Gelenksubluxationen entwickeln sich allmählich und unbemerkt. Sie verursachen zunächst keine Schmerzen und beeinträchtigen nicht die Gelenkfunktionen. Patienten mit einer gut ausgebildeten Muskulatur können lange Zeit problemlos mit dieser Situation leben.
• Etwa drei Viertel aller Beinlängendifferenzen lassen sich durch Korrektur des Hüftgelenkes ausgleichen. Die restlichen Fälle betreffen überwiegend das Knie- und selten auch das obere Sprunggelenk.
• Wichtigste Ursachen sind Sitz- und Bewegungsgewohnheiten, wie das Übereinanderschlagen der Beine, falsches Bücken sowie häufiges Autofahren, und überdehnte Bänder.
• Durch die unterschiedlich langen Beine steht das Becken schief, was langfristig zu erheblichen Rückenschmerzen und anderen gesundheitlichen Problemen führt.

Untersuchung der Beinlängen

Jede Dorn-Therapie beginnt mit der Kontrolle der Beinlängen. Die Befund-erhebung erfolgt nach einer einfachen, gut verständlichen Methode.

Die Beinlängenkontrolle nach Dorn

Ausgangsstellung Patient
Der Patient liegt angekleidet, aber ohne Schuhe, in Rückenlage auf der Unter-suchungsliege und entspannt sich. Sein Kopf ruht bequem auf einem kleinen Kissen, die Arme liegen seitlich am Körper. Seine Beine lässt er gerade, die Knie durchgedrückt, die Füße liegen nebeneinander, die Fußspitzen fallen leicht nach außen.

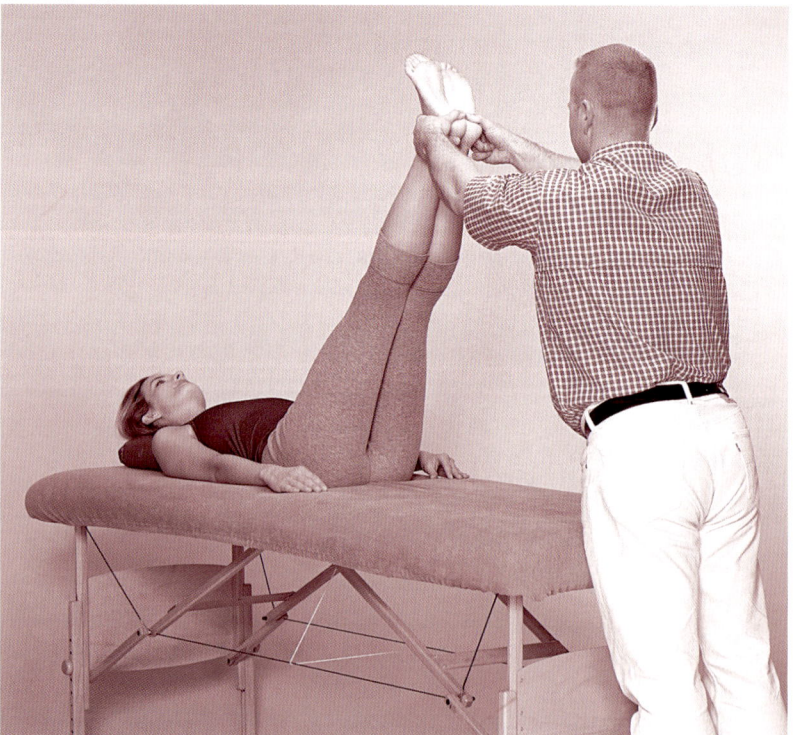

Abb. 6: Beinlängenkontrolle

Ausgangsstellung Therapeut
Der Therapeut steht am Fußende der Behandlungsliege. Er sollte seinem Patienten immer den nächsten Schritt erklären, etwa indem er sagt: „Ich werde jetzt Ihre Beine vorsichtig hochheben und schauen, ob die Beine gleich lang sind." Damit ist der Patient auf das Kommende vorbereitet und verkrampft sich nicht.

Ausführung
* Den Patienten an den Fersen fassen und die Beine ein wenig schütteln. Dies lockert die Muskulatur im Beckenbereich und in den Beinen. Beim Anheben und Diagnostizieren sollte auf jeden Fall vermieden werden, dass der Therapeut an den Füßen zieht, da sonst bereits korrigierte Gelenke wieder herausgezogen werden könnten. Um dies zu vermeiden, sollte der

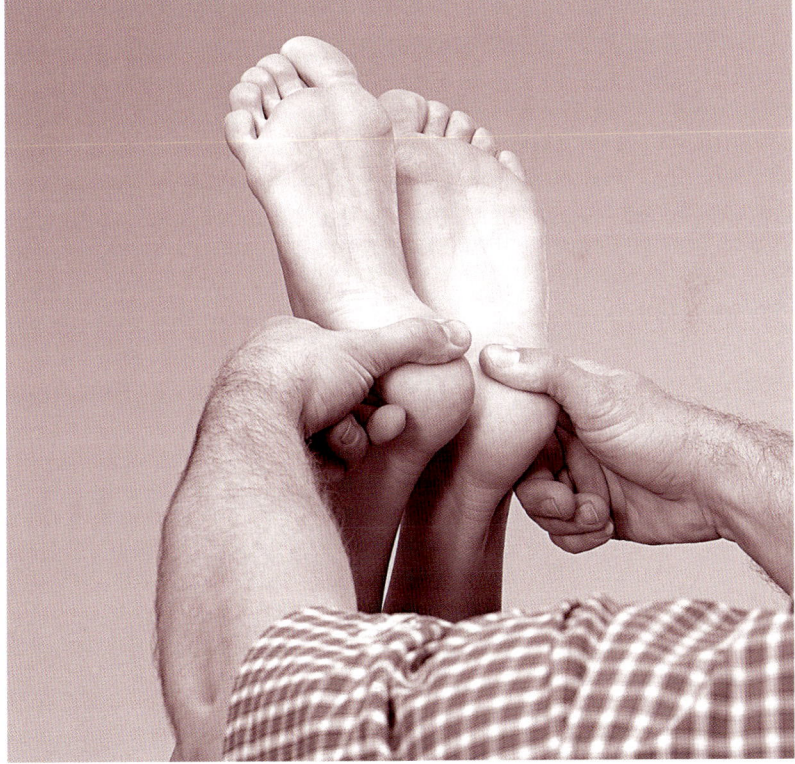

Abb. 7: Vergleich der Fersen

Therapeut ständig mit den Daumen Druck auf die Fersen und damit auf die Hüfte ausüben.

• Vorsichtig die Beine des Patienten hoch nehmen. Zwei Möglichkeiten bieten sich an: Die Beine gerade hoch nehmen oder die gestreckten Beine beim Hochheben spreizen und oben wieder zusammenführen (also quasi einen Bogen nach außen beschreiben). Letzteres empfiehlt sich bei angespannten Patienten und entlastet auch den Rücken des Therapeuten. Der Patient lässt die Knie durchgedrückt.

• Die Beine sollten in einen Winkel von mindestens 60° zur Liege gebracht werden, besser sind 80°. Die tatsächliche Höhe richtet sich nach dem jeweiligen Patienten. Wie weit lässt er die Bewegung zu, wo liegt seine Hemm- und Schmerzschwelle? Viele Patienten mit Ischiasproblemen empfinden ein Hochheben der Beine über 60° als schmerzhaft.

• Die Beine um die senkrechte Achse pendeln, die Füße parallel zueinander ausrichten.

• Der Therapeut legt seine Daumen auf die Fersen. Die Zeigefinger umfassen den Knöchel, die übrigen Finger stützen das Bein an der Ferse ab. Die beiden Daumen bilden eine waagerechte Linie zueinander. Nun wird der Therapeut seine Daumen gleichmäßig auf die Fersen legen und dabei die Höhe der Daumen miteinander vergleichen. Falls nötig werden die nach innen gekippten Füße dabei gerade ausgerichtet.

• Die Beine umfassen und langsam wieder ablegen.

Befund

• Die beiden Daumen liegen auf gleicher Höhe, sie bilden eine gerade Linie.
→ Die Beine des Patienten sind gleich lang.
Achtung: Möglicherweise sind die Gelenke beider Beine gleichweit subluxiert.

• Ein Daumen liegt etwas höher als der andere.
→ Das eine Bein des Patienten ist länger als das andere. Die Differenz liegt zwischen wenigen Millimetern und drei Zentimetern; in seltenen Fällen beträgt die Differenz bis zu fünf Zentimeter.

• Vorerst gilt das kürzere Bein als das Normale, das längere Bein ist therapiebedürftig.

Hinweise

• Diese Methode der Beinlängenmessung führt zu einem genaueren Ergebnis als andere Verfahren. Im Liegen kann das möglicherweise verschobene Becken die Beinlängenmessung beeinflussen, nicht aber bei hoch genommenen Beinen.

- In Einzelfällen kann der Therapeut die Beinlängenunterschiede bereits im Liegen feststellen, indem er die Innenknöchel vergleicht. Häufig führt das aber zu Fehlmessungen.
- Beschwerden in anderen Bereichen können auf einen Beckenschiefstand hindeuten. So sind Schmerzen im Knie eine häufige Folge ungleich langer Beine. Das kürzere Bein trägt die größere Last, dadurch wird das entsprechende Knie übermäßig belastet. Therapiert wird das längere Bein. Die nackten Füße des Patienten liefern ebenfalls erste Hinweise auf mögliche Probleme:

  nach oben abgewinkelte Zehen → Spannungszustände im Becken

  knochige Auswölbung an den großen Zehengrundgelenken → langjährige Fehlbelastung der Füße durch Beckenschiefstand und Stoffwechselprobleme

  asymmetrisch nach außen kippende Fußspitzen → Blockade im Hüftgelenk
- Skeptische Patienten lassen sich leicht überzeugen, wenn sie bei der Beinlängenkontrolle ihre Schuhe anbehalten. Der Patient kann die unterschiedliche Höhe seiner Schuhabsätze selbst sehen und den Befund bestätigen.
- Achtung: Fehlerhafter Befund

  (1) An beiden Beinen sind Gelenke gleich weit subluxiert. Die Beine erscheinen gleich lang.

  (2) Das Kreuzbein-Darmbein-Gelenk ist blockiert. Beim Hochnehmen der Beine wird das Becken einseitig mit angehoben und das Bein erscheint länger.
- Der Befund lässt sich auch bei Kindern bis hin zum Kleinkindalter sehr leicht erheben (zur Behandlung von Säuglingen und Kleinkindern siehe auch S. 154f.).

Korrektur des Hüftgelenks

Da in den meisten Fällen bei unterschiedlichen Beinlängen das Hüftgelenk beteiligt ist, wird dieses zuerst korrigiert. Bei Bedarf wird anschließend das Kniegelenk und zuletzt das Sprunggelenk behandelt. Bei einer vollständigen Dorn-Behandlung werden stets alle drei Gelenke an beiden Beinen korrigiert.

Die Korrektur des Hüftgelenks erfolgt unmittelbar nach der Befunderhebung. Der Patient bleibt entspannt liegen.

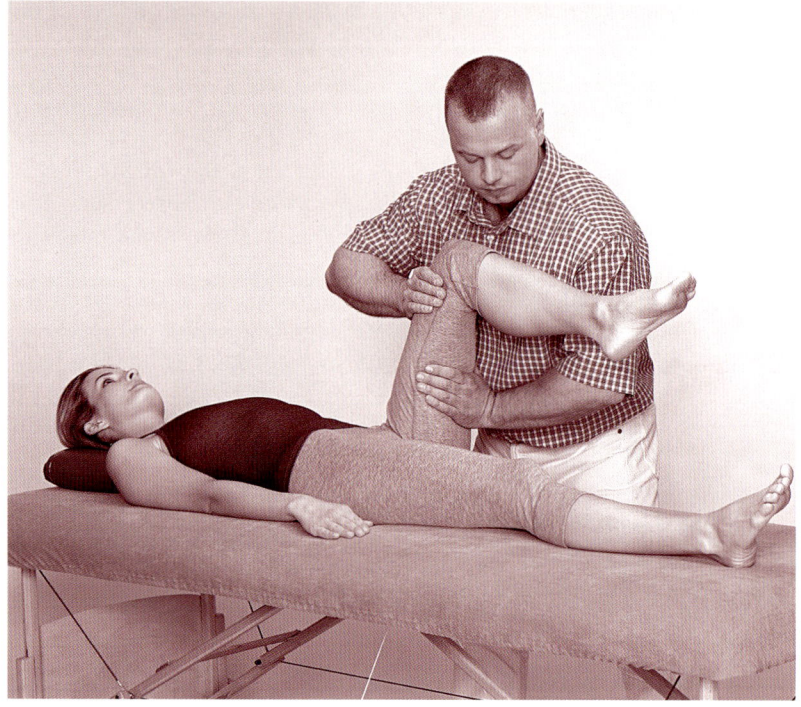

Abb. 8: Korrektur des Hüftgelenks

Korrektur des linken Hüftgelenks durch den Therapeuten

Ausgangsstellung Therapeut
Der Therapeut steht auf der linken Seite des liegenden Patienten.

Ausführung
• Das linke Bein des Patienten wird angewinkelt und hoch genommen (Abb. 8). Dies können die meisten Patienten selbst durchführen. Der Unterschenkel wird etwa parallel zur Liege gehalten. Während des Einrichtens ist das Hüftgelenk im rechten Winkel ausgerichtet.
• Die linke Hand des Therapeuten fasst den linken Oberschenkel des Patienten knapp unter dem Po und drückt den Oberschenkel zur Hüfte. Der Druck erfolgt dabei in Richtung zur rechten Schulter des Patienten.

- Die rechte Hand liegt etwas oberhalb des Knies und führt das Bein gegen geringen Widerstand gleichmäßig nach unten und legt es sanft ab. Dabei atmet der Therapeut aus.
  Druck und Bewegung bewirken, dass der linke Oberschenkelkopf sanft und häufig ohne Knacken zurück in die Hüftgelenkpfanne rutscht.
- Die Bewegung drei- bis viermal wiederholen.

Korrektur des rechten Hüftgelenks durch den Therapeuten

Ausgangsstellung des Therapeuten
Der Therapeut steht auf der rechten Seite des liegenden Patienten.

Ausführung
- Das rechte Bein des Patienten wird angewinkelt und hoch genommen. Dies kann der Patient in der Regel selbst durchführen. Der Unterschenkel wird etwa parallel zur Liege gehalten. Das Hüftgelenk ist im rechten Winkel ausgerichtet.
- Die rechte Hand fasst den rechten Oberschenkel des Patienten knapp unter dem Po und drückt den Oberschenkel zur Hüfte. Der Druck erfolgt dabei in Richtung zur linken Schulter des Patienten.
- Die linke Hand führt etwas oberhalb vom Knie angreifend das Bein gegen geringen Widerstand gleichmäßig nach unten und legt es sanft ab. Dabei atmet der Therapeut aus.
- Die Bewegung drei- bis viermal wiederholen.

Hinweise
- Bei Anstrengung, hier dem Drücken beim Beinablegen, sollte der Therapeut immer ausatmen.
- Der Therapeut stützt den Ellenbogen seiner drückenden Hand in der eigenen Hüfte ab. Hand und Ellenbogen des Therapeuten liegen in einer Linie. Das ist für den Therapeuten leichter und schont seine Gelenke. Die Druckkraft kommt nicht nur aus den Armmuskeln, sondern aus dem ganzen Körper oder dem Becken des Therapeuten (Einsatz des Körpergewichtes).
- Die Korrektur ist wie alle Dorn-Griffe ungefährlich. Ein subluxiertes Gelenk wird wieder eingerichtet, bei einem gesunden Gelenk verändert sich nichts.

Selbstkorrektur des Hüftgelenks im Liegen

Durch längeres – insbesondere unsachgemäßes – Sitzen, Autofahren usw. rutscht das Hüftgelenk immer wieder etwas heraus. Daher ist bei diesem Gelenk die regelmäßige Selbstkorrektur für einen anhaltenden Behandlungserfolg besonders wichtig. Die Selbstkorrektur des Hüftgelenks im Liegen sollte täglich über einige Monate durchgeführt werden, am besten wenn man ins Bett gegangen ist. Zusätzlich sollte der Patient mehrmals täglich die Hüftgelenke im Stehen korrigieren (Anleitung siehe S. 82f.).

Ausführung
- Der Patient legt sich mit dem Rücken auf ein Bett oder eine Couch.
- Begonnen wird z.B. mit dem linken Bein. Der Oberschenkel wird bei angewinkeltem Bein angehoben, bis er etwa in einem Winkel von 90° in die Höhe ragt. In dieser Stellung wird der Unterschenkel etwa parallel zur Unterlage gehalten.
- Mit der linken Hand den linken Oberschenkel umgreifen, etwa da wo der Po aufhört. Nicht zu hoch und nicht zu tief greifen.
- Die linke Hand zieht nun den Oberschenkel in Richtung Kopf nach oben.
- Gleichzeitig, also während die linke Hand zieht, gegen diesen Widerstand das linke Bein langsam und gleichmäßig möglichst locker wieder hinlegen. Dabei Ausatmen.
- Bewegung drei- bis viermal wiederholen.

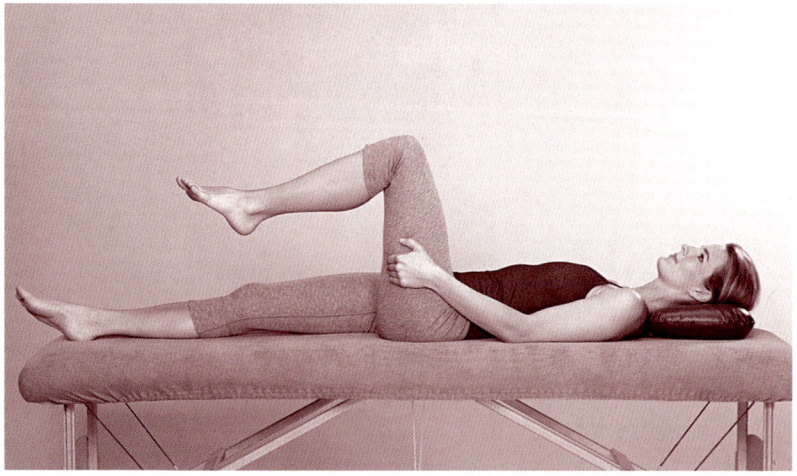

Abb. 9: Selbstkorrektur des Hüftgelenks im Liegen

• Anschließend wird mit dem rechten Bein die gleiche Übung durchgeführt. Das rechte Bein angewinkelt nach oben nehmen, der Unterschenkel liegt parallel zur Unterlage. Mit der rechten Hand den rechten Oberschenkel fassen und Richtung Kopf nach oben ziehen. Während dieses Ziehens das rechte Bein langsam und gleichmäßig möglichst locker auf die Unterlage legen. Durch diese Bewegung werden die Hüftgelenke wieder eingerichtet, der Hüftgelenkskopf rutscht sanft und meist ohne Knacken in die Hüftgelenkpfanne. Es ist – wie alle Dorn-Griffe – eine ungefährliche natürliche Bewegung. Ein subluxiertes Gelenk rutscht wieder hinein, bei einem gesunden Gelenk verändert sich nichts. Auch hier gilt das Dorn-Prinzip: Korrektur in der Bewegung.

Hinweis
Einfacher und unter Umständen auch erfolgreicher bei Verspannungen und länger bestehenden Problemen geht es mit einem Handtuch.

Selbstkorrektur des Hüftgelenks mit Hilfe eines Handtuchs
In manchen Fällen reicht das Ziehen des Oberschenkels mit der Hand für eine Korrektur des Hüftgelenks nicht aus. Viele Menschen können mit ihrer Hand am Oberschenkel nicht gut ziehen oder rutschen ab. Dann kann der Patient ein Handtuch zu Hilfe nehmen, womit er mit beiden Händen leichter ziehen und einen gleichmäßigeren Druck ausüben kann. Auch diese Korrektur erfolgt im Liegen.
    Material: Handtuch, in der Länge eng zusammengerollt

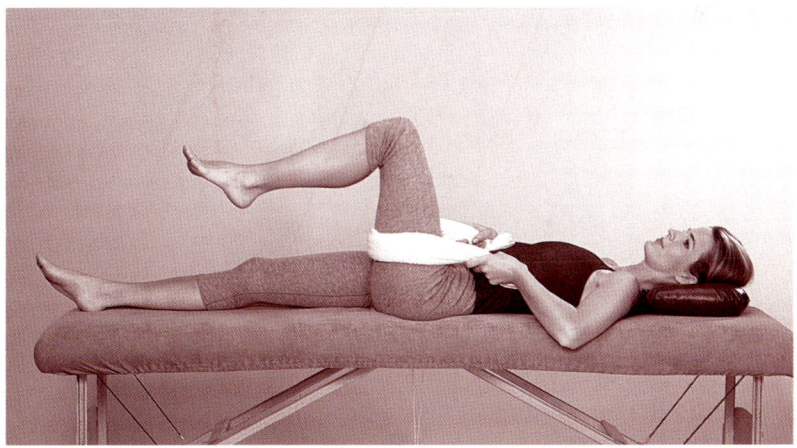

Abb. 10: Handtuch-Methode

Ausführung

- Der Patient nimmt sein zu korrigierendes Bein hoch und winkelt den Unterschenkel ab.
- Eingerolltes Handtuch um den Oberschenkel legen und an den Enden festhalten. Das Handtuch sollte etwas über dem Po am Oberschenkel anliegen. Die Position des Handtuchs stimmt, wenn eine Hand leicht auf dem Bauch liegt und sich die andere Hand in gleicher Höhe befindet. Liegt das Handtuch in der Kniekehle oder über dem Hüftgelenk auf dem Sitzhöcker, funktioniert die Übung nicht.
- Der Patient zieht nun mit beiden Händen das Handtuch zu sich. Während des Ziehens wird das Bein abgelegt. Dabei ausatmen.

Hinweis

Die Beinlängen kann der Patient bei sich selbst nicht kontrollieren. Deshalb sollte diese Korrektur grundsätzlich mit beiden Beinen nacheinander ausgeführt werden. Am sinnvollsten ist dies abends, wenn man ins Bett gegangen ist. Zur täglichen Erinnerung kann das eingerollte Handtuch im Bett liegen bleiben. Die Korrektur am Abend ist wesentlich effektiver als am Morgen, da der Körper die Schlafphase zur Regeneration des Hüftgelenks nutzen kann.

Selbstkorrektur des Hüftgelenks im Stehen

Jederzeit und überall – auch unterwegs – lässt sich die Hüftgelenkkorrektur im Stehen durchführen (Abb. 11). Das empfiehlt sich nach jeder längeren Autofahrt, nach längerem Sitzen, nach oder vor dem Sport und in allen Situationen, in denen das Hüftgelenk belastet wurde.

Ausführung

- Das rechte Bein im rechtem Winkel hochheben, den Unterschenkel hängen lassen.
- Nun mit der rechten Hand den angehobenen Oberschenkel unterhalb vom Po fassen und die Hand nach oben zum Bauch ziehen.
- Dabei den Fuß langsam auf den Boden stellen. Ausatmen.
- Mit dem linken Bein die gleiche Bewegung entsprechend mit der linken Hand durchführen.
- Übung fünf- bis zehnmal wiederholen.

Korrektur des Hüftgelenks in Außendrehung

Wenn die beschriebenen Varianten nicht zum Erfolg führen, weil das Hüftgelenk möglicherweise schon lange subluxiert ist, kann der Therapeut den

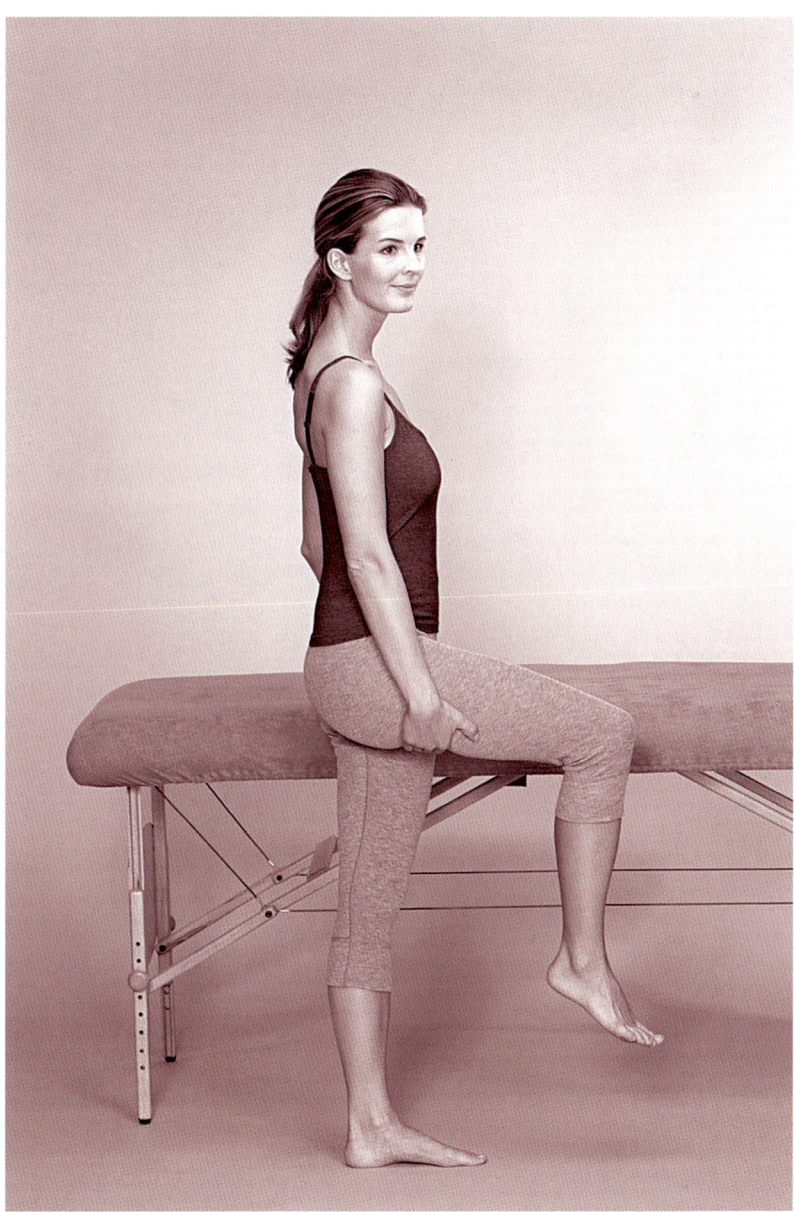

Abb. 11: Selbstkorrektur des Hüftgelenks im Stehen

Oberschenkelkopf zur Pfanne in eine andere Lage bringen. Er kippt das Bein nach außen; der Oberschenkel nimmt eine ähnliche Stellung ein wie im Schneidersitz. Mit dieser Korrektur ist man häufig auch bei „hartnäckigen Fällen" erfolgreich.

Ausgangsstellung Patient
Der Patient liegt entspannt auf dem Rücken.

Ausgangsstellung Therapeut
Der Therapeut steht auf der rechten bzw. linken Seite des liegenden Patienten.

Ausführung
• Das zu therapierende, im Knie gebeugte Bein hoch nehmen, zur Seite abwinkeln. Nur so weit abwinkeln, wie es der Patient duldet.
• Die eine Hand des Therapeuten fasst den Oberschenkel knapp unter dem Po und drückt ihn zur Hüfte in Richtung der gegenüberliegenden Schulter.
• Die andere Hand führt am Knie das Bein möglichst ohne Widerstand gleichmäßig nach unten und legt es sanft parallel neben das liegende Bein ab. Dabei ausatmen.
• Anschließend sollte der Patient die Übung selbst durchführen. Er nimmt sein Bein hoch und winkelt den Oberschenkel zur Seite ab. Während er den Oberschenkel mit der Hand oder dem Handtuch zu sich zieht, legt er das Bein wieder sanft ab.
• Übung drei- bis viermal wiederholen.

Hinweise
• Diese Übung darf keinesfalls bei Patienten mit einem künstlichen Hüftgelenk durchgeführt werden.
• Die Korrektur des Hüftgelenks in Außendrehung kann prinzipiell bei allen beschriebenen Methoden zur Hüftkorrektur angewendet werden. Dies gilt also auch für die Selbstkorrektur im Stehen.

Kontrolle
Nach der Korrektur werden die Beinlängen nochmals kontrolliert. Wenn die Hüftkorrektur korrekt durchgeführt wurde und immer noch ein Beinlängenunterschied besteht, werden die Knie- und Sprunggelenke eingerichtet. Die Behandlung ist erst dann abgeschlossen, wenn beide Beine gleich lang sind. Sollte dies trotz mehrfacher Versuche nicht erreicht werden, wird die Behandlung nach einer Woche wiederholt.

Ursache unterschiedlicher Beinlängen können aber auch Blockaden im Kreuzbein-Darmbein-Gelenk, im Kreuzbein oder im Bereich der unteren Lendenwirbelsäule sein, die sich über einen erhöhten Muskeltonus im Beckenboden und kleine Hüftrotationen auf die Hüfte auswirken. In diesem Fall kann die Beinlänge durch Reposition des entsprechenden Bereichs wieder ausglichen werden.

Korrektur des Kniegelenks

Das Kniegelenk subluxiert unter ähnlichen Bedingungen wie das Hüftgelenk. Bei stark überdehnten Bändern kann das Gelenk verkanten und das Bein bis zu einem halben Zentimeter verlängern.

Eine Kniegelenkkorrektur ist angezeigt, wenn
* die Beine nach der Hüftgelenkkorrektur noch nicht gleich lang sind,
* der Patient über Schmerzen im Knie klagt und die Schmerzen bei Belastung zunehmen sowie
* bei jeder vollständigen Dorn-Behandlung.

Die Korrektur erfolgt im Anschluss an die Therapie des Hüftgelenks. Das Prinzip ist bei allen Gelenkkorrekturen gleich: Der Therapeut nimmt das Bein des Patienten hoch, winkelt das Knie um 90° ab und bringt es unter Druck wieder in die gestreckte Lage zurück.

Korrektur des linken Kniegelenks

Ausgangsstellung Patient
Der Patient liegt entspannt auf dem Rücken.

Ausgangsstellung Therapeut
Der Therapeut steht auf der linken Seite des Patienten.

Ausführung
* Das linke Bein des Patienten hoch nehmen und das Knie um 90° anwinkeln. Der Oberschenkel sollte um weniger als 90° aufgerichtet werden, da bei den meisten Menschen durch verkürzte Sehnen das Bein in der 90°-Lage nicht gestreckt werden kann. Der Winkel zwischen Oberschenkel und Oberkörper ist also größer als 90°.
* Die rechte Hand liegt auf dem Oberschenkel etwas oberhalb des linken Knies.

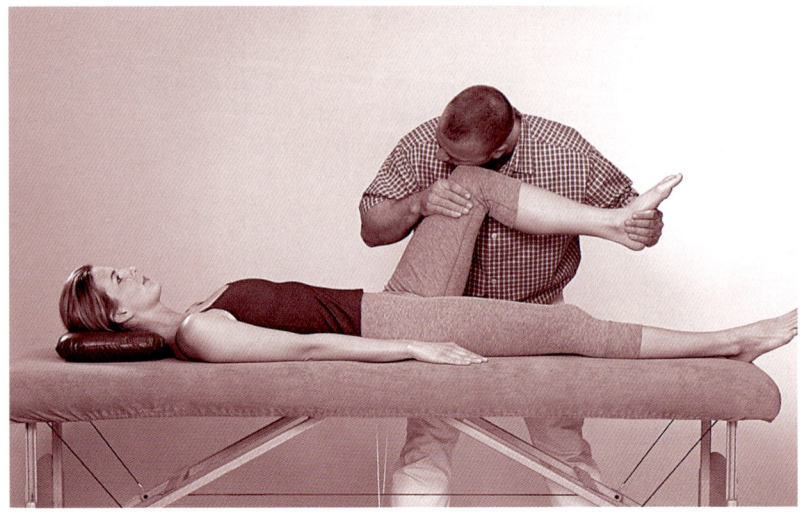

Abb. 12: Korrektur des Kniegelenks mit Hilfe der Wange

- Die linke Hand hält den linken Fuß an der Ferse. Der Fuß ist entspannt.
- Der Therapeut schaut den Patienten an und legt seine linke Wange auf das Knie. Nicht zu den Füßen blicken.
- Beide Hände gegeneinander drücken, mit dem Wangenknochen leicht auf die Kniescheibe drücken. Der Druck mit der Wange hält das Kniegelenk in der richtigen Position.
- Während des Drückens den Unterschenkel mit der linken Hand langsam hoch nehmen bis das Knie durchgedrückt ist. Dabei ausatmen. Hilfreich ist, wenn der Patient ebenfalls ausatmet. Das Strecken wird leichter, wenn der Oberschenkel nicht ganz um 90° aufgerichtet ist.
- Die Bewegung drei- bis viermal wiederholen.

Korrektur des rechten Kniegelenks

Ausgangsstellung Patient
Der Patient liegt entspannt auf dem Rücken.

Ausgangsstellung Therapeut
Der Therapeut steht auf der rechten Seite des Patienten.

Ausführung

- Das rechte Bein des Patienten hoch nehmen und das Knie anwinkeln. Der Oberschenkel sollte nicht ganz um 90° hoch gehoben werden. Das Knie ist im rechten Winkel ausgerichtet.
- Die linke Hand liegt auf dem Oberschenkel etwas oberhalb des rechten Knies.
- Die rechte Hand hält den rechten Fuß an der Ferse.
- Der Therapeut schaut den Patienten an und legt seine rechte Wange auf das Knie.
- Beide Hände gegeneinander und mit dem Wangenknochen leicht auf die Kniescheibe drücken.
- Während des Drückens den Unterschenkel mit der rechten Hand langsam hoch nehmen, bis das Knie durchgedrückt ist. Dabei ausatmen. Therapeut und Patient sollten synchron ausatmen.
- Die Bewegung drei- bis viermal wiederholen.

Variante bei stark beanspruchten Knien

Männer und Frauen, die viel kniend arbeiten, leiden häufiger unter Problemen und Schmerzen im Knie. Zum Beispiel ist für Fliesenleger typisch, dass ihr Schienbein nach hinten verschoben ist. Der Therapeut wendet in diesem Fall die folgende Variante der Kniegelenkkorrektur an. Dabei wird die Wange als Handersatz benutzt. Diese Methode unterscheidet sich von der zuvor beschriebenen vor allem durch die Position von Wange und Hand im Bereich des Knies.

Ausgangsstellung Patient und Therapeut
Wie oben (siehe S. 85).

Ausführung

- Das zu korrigierende Bein des Patienten hoch nehmen und ausrichten wie oben beschrieben.
- Die eine Hand hält die Wade knapp unter der Kniekehle. Die Hand drückt von hinten den Unterschenkel nach vorne (Richtung Schienbein).
- Die andere Hand hält den Fuß an der Ferse.
- Der Therapeut schaut den Patienten an, legt seine Wange oberhalb des Knies auf das Bein und drückt mit ihr in Richtung Schienbein.
- Die Hand an der Ferse drückt das Bein leicht in Richtung der aufgelegten Wange.

- Unter Druck den Unterschenkel langsam hoch nehmen bis das Knie durchgedrückt ist. Dabei ausatmen. Therapeut und Patient sollten synchron ausatmen.
- Die Bewegung drei- bis viermal wiederholen.

Neuere Variante zur Korrektur des Kniegelenks

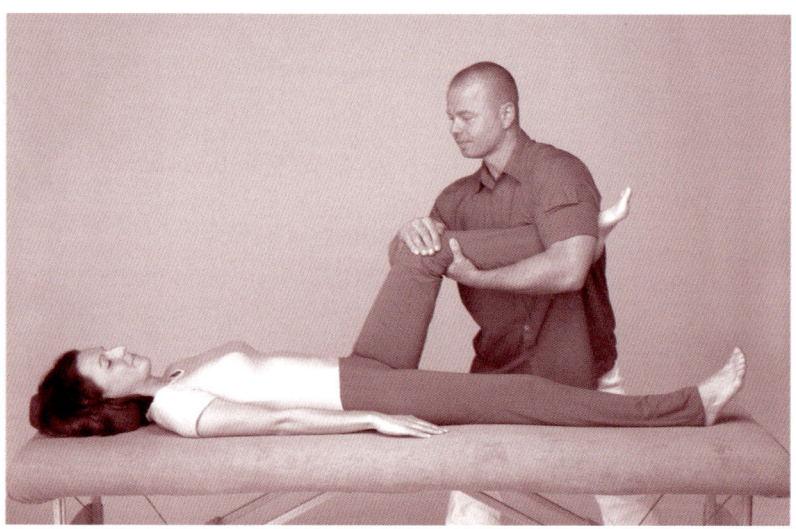

Abb. 13a: Variante zur Korrektur des Kniegelenks

Ausgangsstellung Patient
Der Patient liegt entspannt auf dem Rücken.

Ausgangsstellung Therapeut
Zur Korrektur des linken Kniegelenks steht der Therapeut mit gegrätschten Beinen auf der linken Seite des Patienten und wendet sich ihm mit dem Oberkörper zu.

Ausführung
- Das linke Bein des Patienten hoch nehmen und das Knie um etwa 90° anwinkeln. Das Hüftgelenk ist dabei um etwas weniger als 90° gebeugt (Abb. 13a).

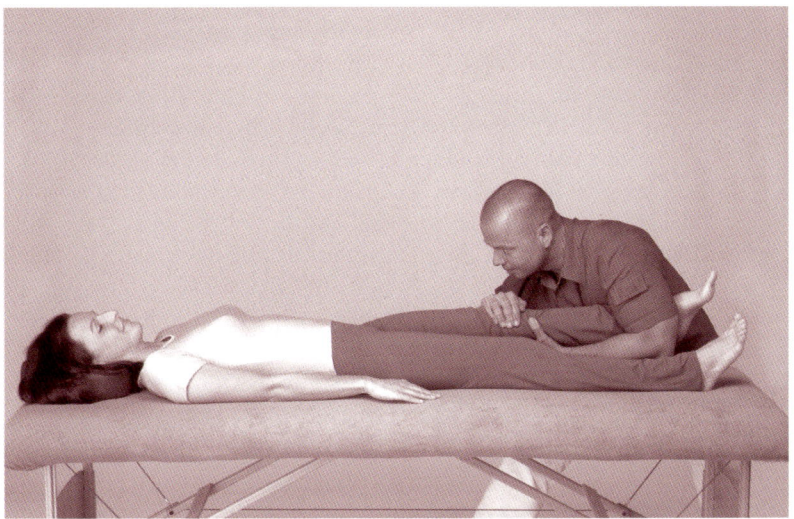

Abb. 13b: Variante zur Korrektur des Kniegelenks

- Die rechte Hand des Therapeuten liegt auf der Kniescheibe.
- Die linke Hand fasst nahe der Kniekehle an die Wade.
- Der Therapeut klemmt den Unterschenkel des Patienten unter seinen linken Oberarm und drückt ihn fest an seinen Brustkorb.
- Mit beiden Händen drücken: Die rechte Hand drückt die Kniescheibe in Richtung Hüftgelenk, die linke Hand drückt die Wade nach oben zum Schienbein hin.
- Unter Druck langsam das Bein absenken bis das Knie gestreckt ist (Abb. 13b). Der Therapeut folgt mit seinem Oberkörper dem Bein nach unten. Beim Absenken ausatmen. Der Unterschenkel bleibt während des Absenkens festgeklemmt. Am gestreckten Knie nicht mehr drücken.
- Das Bein des Patienten ohne Druck wieder anwinkeln und den Vorgang dreimal wiederholen.
- Die Korrektur des rechten Kniegelenks erfolgt entsprechend. Der Therapeut steht hierbei auf der rechten Seite des Patienten.

Hinweise
Diese Variante wurde im Laufe der Zeit aus der Praxis der Kniegelenksbehandlung entwickelt. Gegenüber der auf S. 85ff. beschriebenen Methode (mit Hilfe der Wange) hat sie den Nachteil, dass der Therapeut die Geräusche im

Knie während der Korrektur weniger deutlich wahrnimmt. Andererseits hat sie einige wesentliche Vorteile:

• Das Hüftgelenk des Patienten wird geschont. In Einzelfällen kann es bei der älteren Behandlungsmethode geschehen, dass ein besonders labiles Hüftgelenk unter der Behandlung so belastet wird, dass es wieder aus der Hüftgelenkskapsel herausgleitet. Das kann insbesondere dann geschehen, wenn das Hüftgelenk noch nicht stabilisiert ist.

• In vielen Fällen lassen sich mit diesem neuen Griff gleichzeitig das Hüftgelenk und das Kniegelenk einrichten.

• Die Halswirbelsäule und das Kiefergelenk des Therapeuten werden geschont.

• Für den Therapeuten ist diese Variante einfacher und unkomplizierter durchzuführen.

Kontrolle

Nach der Korrektur des Kniegelenks werden wieder die Beinlängen kontrolliert. Wenn noch immer eine Differenz besteht, folgt die Sprunggelenkkorrektur.

Selbstkorrektur des Kniegelenks

Ausführung

• Der Patient setzt sich auf einen Hocker oder Stuhl und zwar nur auf die Sitzkante. Nicht anlehnen. Der Fuß des Beines mit dem schmerzenden Knie steht fest auf dem Boden, der Unterschenkel steht senkrecht zum Boden, der andere Fuß wird zur Abstützung etwas unter den Stuhl gestellt (Abb. 14).

• Nun beide Hände übereinander auf das schmerzende Knie legen, mit beiden gestreckten Armen mit dem Gewicht des Oberkörpers auf das Knie drücken.

• Der Patient steht langsam auf und drückt so lange mit beiden Händen auf das Knie bis es gestreckt ist. Dabei ausatmen. Mehrmals wiederholen.

Alternativ:

• Der Patient stellt sich auf eine Treppe. Der Fuß des Beines mit dem schmerzenden Knie steht eine Stufe höher als der andere Fuß.

• Hände mit Druck auf das Knie legen wie oben und die Stufe hochgehen. Dabei das Knie durchdrücken.

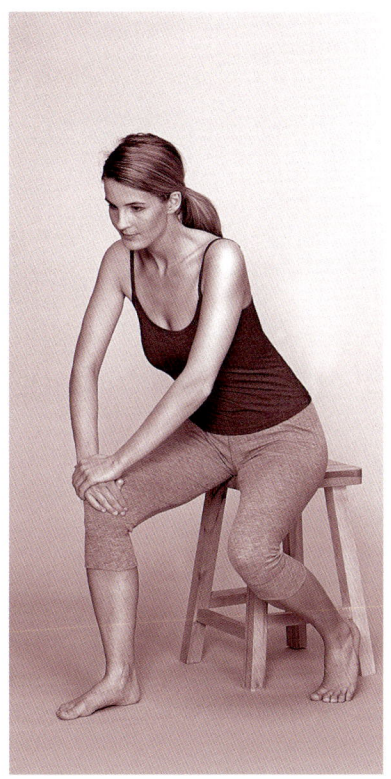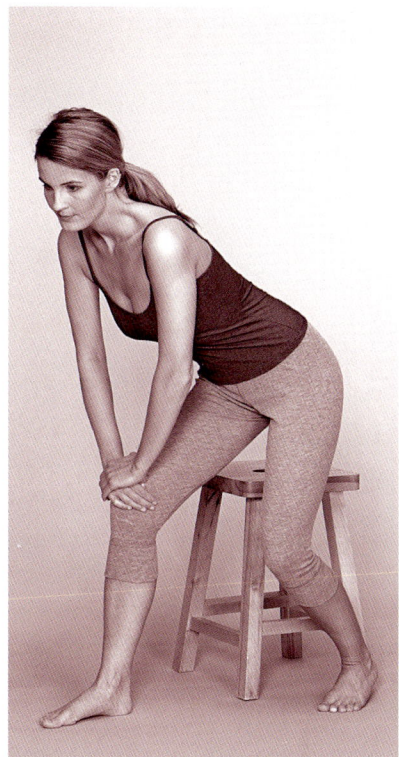

Abb. 14: Selbstkorrektur des Kniegelenks

Variante ohne Stuhl oder Treppenstufe

Diese Variante bietet sich vor allem dann an, wenn kein Stuhl zur Verfügung steht. Dies kann z.B. der Fall sein, wenn das Knie bei Wanderungen schmerzt.

• Der Patient steht aufrecht, seine Beine sind leicht gespreizt.

• Das schmerzende Bein nach vorne stellen, das andere bleibt hinten. Die Fußspitze des vorderen Fußes zeigt gerade nach vorne, die des hinteren leicht nach außen. Das Körpergewicht wird auf das vordere Bein verlagert.

• Das vordere, zu korrigierende Knie möglichst weit beugen (etwas mehr als 90°). Viele Patienten werden dabei lediglich einen Winkel von 120° erreichen, was für die Korrektur immer noch ausreicht.

• Eine Hand auf das Knie legen, sie drückt von oben auf das Knie.

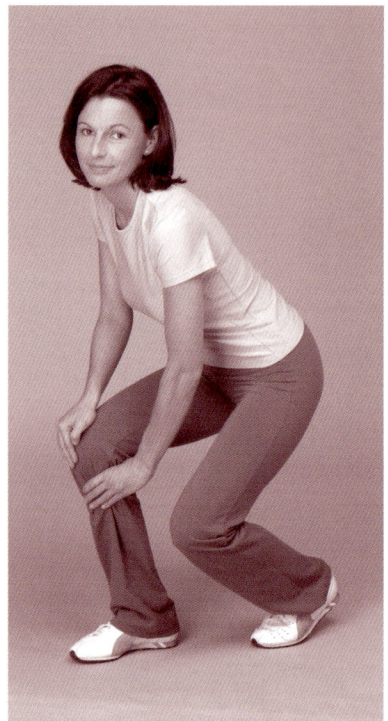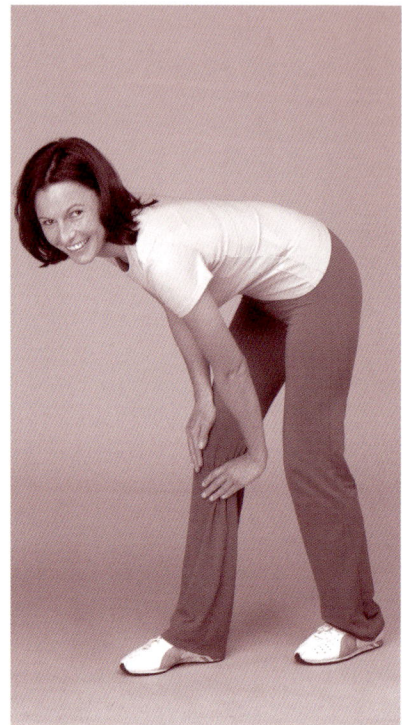

Abb. 15: Selbstkorrektur des Kniegelenks ohne Hocker

- Die andere Hand in der Höhe der Kniekehle des vorderen Beines an die Wade legen und die Wade nach vorne in Richtung Schienbein drücken.
- Während die Hände drücken, das Bein langsam strecken, bis das Knie durchgedrückt ist. Dabei ausatmen.
- Übung mehrmals wiederholen.

Korrektur des Sprunggelenks

In seltenen Fällen ist das Sprunggelenk subluxiert und verlängert das Bein. Das subluxierte Gelenk kann bei Belastung schmerzen, das Gehen erschweren oder leicht umknicken.

Korrektur des oberen Sprunggelenks

Ausgangsstellung Patient
Der Patient liegt entspannt auf dem Rücken und lässt den Fuß locker.

Ausgangsstellung Therapeut
Der Therapeut steht am Fußende der Liege.

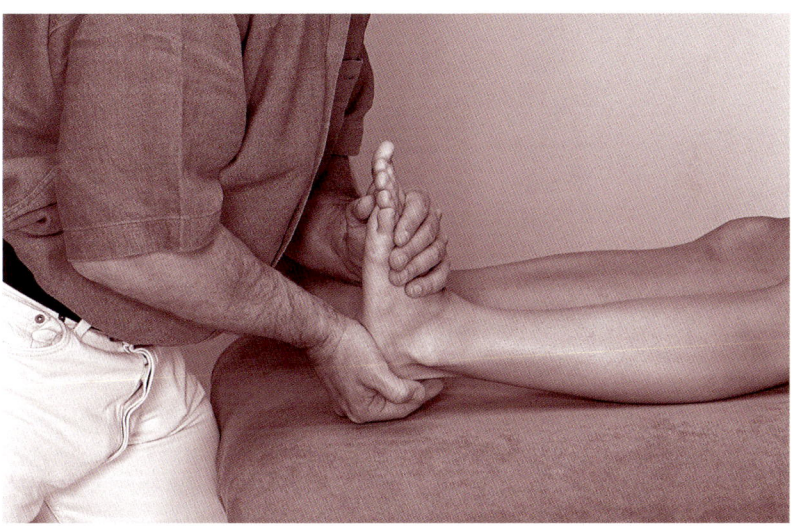

Abb. 16: Korrektur des Sprunggelenks

Ausführung
• Den zu korrigierenden Fuß im rechten Winkel anwinkeln.
• Die rechte Hand nimmt den Fuß an der Ferse und drückt sie mit gleich bleibendem Druck zum Körper des Patienten.
• Die linke Hand fasst den vorderen Fuß und streckt den Fuß so weit es geht. Dabei atmet der Therapeut aus.
• Die Bewegung mehrmals wiederholen.
• Ausmassieren, ausstreichen.

Hinweis
• Die Korrektur des unteren Sprunggelenks erfolgt ganz ähnlich. Der Fuß wird dabei lediglich ein Stück weit nach innen bzw. außen gedreht.

Kontrolle
Nach jeder Gelenkkorrektur wird die Beinlänge ermittelt. Durch den wieder-
holten Vergleich lässt sich das subluxierte Gelenk ermitteln und auf Dauer korrigieren. Ein gutes Zeichen ist es, wenn die Füße beim entspannten Liegen in
Rückenlage gleichmäßig nach außen fallen.

Selbstkorrektur des Sprunggelenks
Falls beim Sport oder beim Laufen ein Fuß umknickt und danach das Sprunggelenk schmerzt, oder wenn immer wieder Schmerzen im Sprunggelenk auf-
treten, liegt oft eine Subluxation des Gelenks vor. Häufig kann man mit die-
ser Übung das Sprunggelenk wieder in Ordnung bringen:
- Aufrecht mit schulterbreit gegrätschten Beinen fest auf dem Boden stehen.
  Die Füße stehen parallel zueinander.
- Ohne dass die Fersen vom Boden abheben, geht man soweit wie möglich
  in die Knie.
- Dann die Knie wieder langsam durchdrücken und zurück in die Streckung
  kommen (aufrechter Stand). Der Oberkörper bleibt stets gerade.
- Die Übung mehrmals wiederholen – auch wenn es etwas mehr weh tut.

Hinweise
- Einige Dorn-Therapeuten zeigen ihren Patienten diese Selbsthilfe-Übung
  in entgegengesetzter Bewegungsrichtung. Sie strecken das Bein nach vorne
  und stellen es unter Druck wieder gerade. Allerdings erwies sich die hier
  beschriebene Korrektur in der Praxis der Autoren als erfolgreicher.
- Alternativ gibt es eine verstärkte Variante, bei der man die Übung auf
  einem Fuß stehend durchführt.

Nach der Behandlung: Übungen

Nach der Beinlängenkorrektur sind die Gelenke optimal eingerichtet. Leider
hält der Zustand selten länger an. Die Bänder können das Gelenk nicht in
seiner neuen Position halten und bei der nächsten Belastung rutscht der
Gelenkkopf wieder heraus. Eine einmalige Korrektur reicht für einen dauerhaften Therapieerfolg meist nicht aus. Der Patient muss noch einige Wochen
lang bestimmte Übungen durchführen. Ein guter Dorn-Therapeut entlässt
keinen Patienten ohne „Hausaufgaben" (siehe Hinweise zur Selbstkorrektur
bei den jeweiligen Gelenken S. 80, 91, 94). Denn erst, wenn sich die Bänder

und Muskeln angepasst haben, ist das Gelenk stabil. Bis dahin muss es täglich eingerichtet werden.

Zusammenfassung
- Die Dorn-Therapie beginnt mit der Befunderhebung und Korrektur der Beinlängen. Selbst wenn die Beine des Patienten gleich lang sind, korrigiert der Therapeut alle Gelenke eines Beines. Nur so verhindert er einen falschen Befund.
- Ablauf der Beinlängenkontrolle: Beine langsam hoch nehmen, etwas um die senkrechte Achse pendeln, Daumen auf die Ferse legen und die Höhe vergleichen, langsam die Beine ablegen.
- Die Korrektur beginnt am längeren Bein. Sie ist abgeschlossen, wenn alle Gelenke beider Beine korrigiert wurden. Im Idealfall haben dann beide Beine die gleiche Länge.
- Die Dorn-Therapie bietet für jedes Gelenk einfach durchzuführende wirksame Korrekturanleitungen. Sie entsprechen natürlichen Bewegungen.
- Die übrigen Gelenke werden nach dem gleichen Prinzip eingerichtet: Das Gelenk um 90° aus der natürlichen Lage abwinkeln und unter Druck wieder strecken. Die gelenkbildenden Knochen werden in der Bewegung in die optimale Position geschoben, die Fehlstellung rasch und einfach beseitigt.
- Sobald der Patient sich der Bewegung widersetzt, hört der Dorn-Therapeut auf.
- Für einen dauerhaften Erfolg muss der Patient zu Hause täglich seine Übungen durchführen. Keine Dorn-Therapie ohne „Hausaufgaben"!

Kreuzbein und Steißbein

Das Kreuzbein und das Steißbein bilden zusammen das untere Ende der Wirbelsäule. Sie unterscheiden sich in ihrem Bau erheblich von den anderen Wirbeln und werden daher gesondert behandelt.

Das Kreuzbein entstand durch die Verschmelzung der fünf Kreuzbeinwirbel und ihrer zugehörigen Bandscheiben. Es ist Teil des knöchernen Beckens. Das Becken überträgt das Körpergewicht und die Belastungen, die auf die

Wirbelsäule einwirken, auf die Beine. Umgekehrt bildet das Becken die Basis für eine gesunde Wirbelsäule. Die korrekte Position des Kreuzbeins im Beckengürtel ist in der Dorn-Therapie von großer Bedeutung.
Das Steißbein bildet bei Tieren den Schwanz. Beim Menschen findet man nur Wirbelrudimente, die mehr oder weniger starr miteinander verbunden sind.

Ursachen einer Fehlstellung des Kreuzbeins

Eine Fehlstellung des Kreuzbeins kommt bei Patienten mit Rückenproblemen sehr häufig vor. Sie kann auf eine langjährige starke einseitige Belastung zurückgehen. Weitaus häufiger ist sie jedoch die Folge unterschiedlicher Beinlängen. Das längere Bein schiebt seine Beckenschaufel höher als das andere Bein. Das Kreuzbein gerät zwangsläufig aus seiner horizontalen Lage und übt eine starke Spannung auf das Kreuzbein-Darmbein-Gelenk aus. Wenn das Kreuzbein auf einer Seite etwas nach hinten (dorsal) herausrutscht, sich zur Körperrückseite drückt, erreicht es wieder eine nahezu horizontale Lage. Die Spannungen lösen sich auf; doch das Becken steht schief.

Gelenkverbindungen am Kreuzbein und mögliche Fehlstellungen

Gelenk	*mögliche Fehlstellungen*
Kreuzbein – 5. Lendenwirbel	Verschiebung von L5 zur Seite Verdrehung von L5 Verschiebung von L5 nach außen (dorsal) Verschiebung von L5 nach innen (ventral)
Kreuzbein – Darmbein (ISG)	Verschiebung einer Seite des Kreuzbeins nach innen (ventral) Verschiebung des unteren Teils des Kreuzbeins nach außen (auch einseitig) Verdrehung des Darmbeins nach außen (dorsal) unterschiedliche Höhen der beiden oberen Höcker der Darmbeine
Kreuzbein – Steißbein	Verschiebung des Steißbeins zur Seite Verschiebung des Steißbeins nach außen (dorsal) Verschiebung des Steißbeins nach innen (ventral)

Iliosakralgelenk

Das Kreuzbein-Darmbein-Gelenk oder Iliosakralgelenk (ISG) ist kein echtes (synoviales) Gelenk. Es handelt sich vielmehr um eine Amphiarthrose, das heißt um ein straffes Gelenk mit stark eingeschränkter Bewegungsmöglichkeit. Seine Aufgaben sind das Abfedern von Belastungen und Schutz des Beckenrings vor einem Knochenbruch.

Die Gelenkverbindung zieht sich an beiden Seiten des Kreuzbeins entlang. Die obere Hälfte des Kreuzbeins hat Gelenkkontakt, die untere Hälfte steht frei.

Folgen einer Fehlstellung des Kreuzbeins

Das Iliosakralgelenk ist sehr störanfällig. Eine Fehlstellung kann zu vielfältigen Beschwerden führen, etwa zu Gelenkproblemen, Kreuzschmerzen oder Schmerzen in der Leistengegend. Bei Schmerzen auf der rechten Seite steht häufig der rechte Darmbeinhöcker weiter hinten (dorsal), bei Schmerzen auf der linken Seite verhält es sich umgekehrt. Langfristig begünstigt die Fehlstellung des Kreuzbeins viele Beschwerden. Muskuläre Verspannungen und Verhärtungen sind häufig die Folge.

Untersuchung des Kreuzbeins

Die Kontrolle des Kreuzbeins schließt sich der Korrektur der Beinlängen an. Die Diagnose erfolgt durch Tasten und Vergleichen.

Die Kreuzbein-Kontrolle nach Dorn

Ausgangsstellung Patient
Der Patient steht aufrecht. Sein Rücken ist frei, die Hose bis zum Gesäßansatz herunter gestreift. Die Beine stehen etwa hüftbreit gespreizt, die Hände sind auf der Behandlungsliege, einem Tisch oder an einem Haltegerät (siehe S. 24) aufgestützt. Der Patient steht leicht nach vorne gebeugt.

Ausgangsstellung Therapeut
Der Therapeut steht hinter dem Patienten. Wie bei allen Behandlungen sollte er seinem Patienten immer den nächsten Schritt erklären.

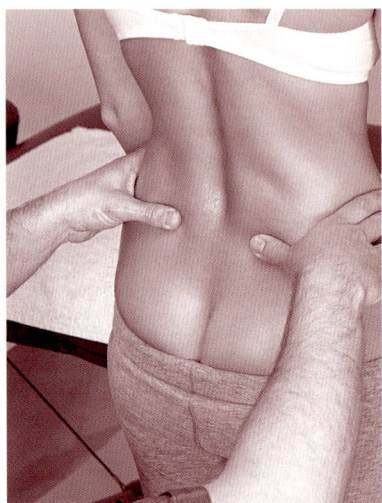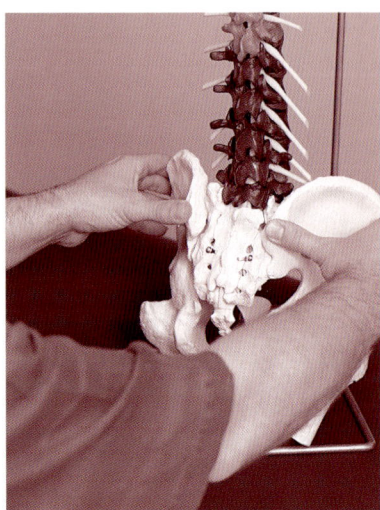

Abb. 17: Kontrolle des Kreuzbeins über die Darmbeinschaufeln

Ausführung
- Den Patienten im Kreuzbeinbereich einölen.
- Die beiden Grübchen suchen.
  Die Kreuzbeinplatte bildet von außen ein Dreieck mit nach unten gerichteter Spitze. Die beiden oberen Ecken, die äußeren höchsten Höcker der Darmbeinschaufeln (Spina iliaca posterior superior), bilden häufig Grübchen im Gewebe. Das ist die Stelle, an denen die Beckenknochen am weitesten nach außen (nach dorsal) reichen. Zwischen den Grübchen liegt die horizontale obere Seite des Kreuzbeins.

Hinweis
Die Grübchen sind nur bei schlanken Patienten zu sehen; bei stärkeren Fetteinlagerungen sorgfältig nach dem Knochenvorsprung an den Darmbeinschaufeln tasten.

- Der Therapeut legt auf jeder Seite seinen Daumen auf das Grübchen und tastet dann beidseitig von den Grübchen zur unteren Spitze der Kreuzbeinplatte hinunter. Die Daumen fest auf die Knochenstruktur legen, in den Körper drücken und ihre Lage zueinander vergleichen.
  Dringt ein Daumen tiefer in den Körper des Patienten ein als der andere oder ist der Abstand beider Daumen zum Therapeuten gleich?

- An der Pofalte liegt der Übergang vom Kreuzbein zum Steißbein. Auf Asymmetrien achten.
- Vom Steißbeinansatz aus die Kreuzbeinplatte den Mittelsteg entlang seitlich nach oben tasten.
  Liegt die Kreuzbeinplatte auf einer Seite tiefer im Körper als die andere?

Befund
- Beide Daumen sind gleich weit vom Therapeuten entfernt.
  → Das Becken steht gerade, die obere Seite des Kreuzbeins steht horizontal, die Gelenkflächen des Kreuzbeins und der Beckenschaufel befinden sich in idealer Stellung zueinander.
- Ein Daumen liegt tiefer im Rücken des Patienten als der andere Daumen.
  → Das Becken steht schief. Ein Darmbein ist nach hinten (dorsal) gerichtet und der aufliegende Daumen steht weiter vor. Das Kreuzbein hat sich von der Körpermitte nach dorsal (hinten) hin verdreht.
- Rechter Daumen liegt tiefer im Rücken, linker Daumen steht etwas vor.
  → Die linke Seite des Kreuzbeins ist nach hinten (dorsal) gerichtet.
- Linker Daumen liegt tiefer im Rücken, rechter Daumen steht etwas vor.
  → Die rechte Seite des Kreuzbeins ist nach hinten (dorsal) gerichtet.
- Eine Seite der Kreuzbeinplatte steht auf der ganzen Linie etwas vor.
  → Das Kreuzbein-Darmbein-Gelenk ist auf der gesamten Gelenkfläche nach hinten (dorsal) verschoben.

Hinweise
- Zum Einölen eignen sich Olivenöl, Johanniskrautöl oder Erdnussöl (siehe S.18). Selbstverständlich können auch bewährte Ölmischungen des jeweiligen Therapeuten verwendet werden.
- Die Hautpartien während der Untersuchung immer wieder einölen. Die Daumen können so besser an den Strukturen entlanggleiten.
- Bei Verspannungen kurz mit Öl massieren. Das lockert Verhärtungen auf.
- Beinlängendifferenz, Beckenschiefstand und Kreuzbeinsubluxation treten häufig zusammen auf. Das längere Bein drückt über die Beckenschaufel „seine Seite" des Kreuzbeins nach oben.
- Ergänzender Test zur Symmetrie des Beckens: Mit den Daumen gleichzeitig über die beiden Beckenkämme gleiten und dabei die Daumen vergleichen.

Korrektur des Kreuzbeins

Asymmetrien des Kreuzbeins werden behandelt, indem der Therapeut die nach hinten (dorsal) gerichtete Seite des Darmbeins nach vorne (ventral) drückt. Der Druck wird indirekt ausgeübt, und zwar über die höchste Erhebung der Beckenschaufel (Spina iliaca posterior superior) auf das Kreuzbein. Das Kreuzbein wird direkt nur im unteren Drittel am Übergang zum Steißbein korrigiert.

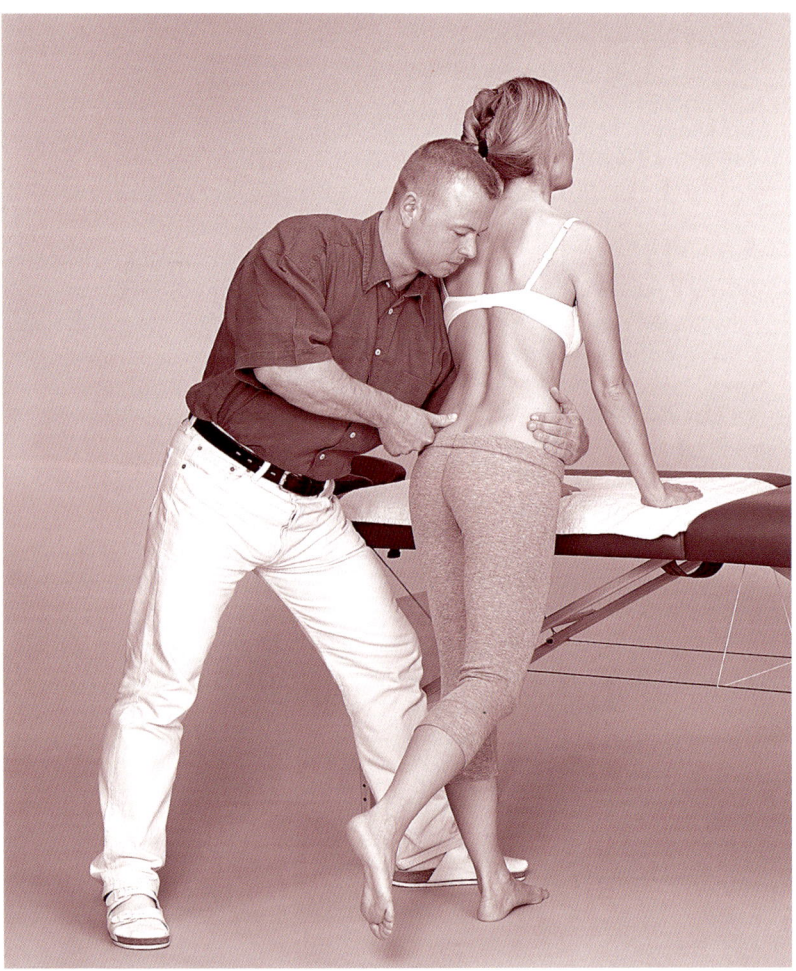

Abb. 18: Korrektur des Kreuzbein-Darmbein-Gelenks

Korrektur des linken Kreuzbein-Darmbein-Gelenks (Iliosakralgelenk, ISG)

Ausgangsstellung Patient
Der Patient steht nicht wie bei der Untersuchung leicht nach vorne gebeugt, sondern gerade und stützt sich mit seinen Händen ab. Auf Beinfreiheit achten. Um das Pendeln zu erleichtern, kann gegebenenfalls auch ein Trittbrett unter das Standbein gelegt werden.

Ausgangsstellung Therapeut
Der Therapeut steht links neben dem Patienten.

Ausführung
• Die höchste Erhebung (Spina iliaca posterior superior) wird bei der linken Beckenschaufel getastet. Das ist der Korrekturpunkt.
• Rechten Daumen am Korrekturpunkt ausrichten. Die Kraft des Daumens senkrecht auf das zu korrigierende Gelenk richten.
• Die linke Hand umfasst den Patienten am Beckengürtel und hält die entgegengesetzte Hüfte fest. Dadurch wird ein Gegendruck erzeugt, außerdem gibt die Stellung dem Therapeuten und dem Patienten einen zusätzlichen Halt.
• Der Patient pendelt locker mit seinem rechten Bein rhythmisch vor und zurück.
• Atmung mit dem Beinpendeln abstimmen. Wenn das Bein nach hinten pendelt, ausatmen.
• Immer dann drücken, wenn das Bein nach hinten pendelt. Druck senkrecht auf das Gelenk ausüben; so wird die Schwungkraft des pendelnden Beines zur Korrektur des festsitzenden Gelenks genutzt. Dabei ausatmen.
• Mehrfach hintereinander gefühlvoll, nicht ruckartig drücken, dabei den Druck langsam erhöhen. Bewegung mehrmals wiederholen, gegebenenfalls mit dem Daumen langsam das Kreuzbein entlang nach unten gleiten.
• Kreuzbein massieren und ausstreichen. Mit beiden Daumen symmetrisch von außen nach innen kreisen. Großzügig ausstreichen.

Korrektur des rechten Kreuzbein-Darmbein-Gelenks
Die Korrektur erfolgt mit denselben Griffen und Bewegungsabläufen wie die Korrektur des linken Gelenks. Allerdings seitenverkehrt: Der Therapeut steht rechts neben dem Patienten und drückt mit dem linken Daumen auf die rechte Beckenschaufel. Er umfasst den Patienten mit seinem rechten Arm

und hält ihn an der linken Hüfte fest. Der Patient pendelt mit dem linken Bein. Die Korrektur erfolgt durch Druck des linken Daumens.

Hinweise
- Aufgrund seiner Größe lässt sich das Kreuzbein-Darmbein-Gelenk nur schwer korrigieren und die Behandlung kann schmerzhaft sein.
- An Stelle des Daumens kann der Therapeut auch mit dem Handballen oder der Faust drücken.
- Der Druck ist nie ruckartig, sondern langsam ansteigend und wieder abklingend. Während des Drückens ausatmen.
- Der Patient pendelt locker mit dem Bein, das der zu korrigierenden Seite gegenüber liegt. Das hat einen praktischen Grund: Es behindert den Therapeuten nicht. Falls der Patient Probleme mit dem Pendeln hat, kann er auch mit dem anderen Bein pendeln. Wichtig ist nur, dass gependelt wird!
- Der Patient pendelt locker aus der Hüfte heraus. Das Pendeln muss die Muskulatur im Gesäß- und Kreuzwirbelbereich in Bewegung bringen. Nur in der Dynamik lässt sich das Gelenk einrichten.
- Im Idealfall stimmt der Therapeut seine Atmung mit der Atmung des Patienten ab. Therapeut und Patient atmen beide aus, wenn das Bein nach hinten pendelt. Beim Ausatmen empfindet der Patient weniger Schmerzen während der Korrektur.
- Für einen dauerhaften Erfolg muss der Patient nach Weisung und Anleitung des Therapeuten entsprechende Übungen durchführen.

Kontrolle
Die Behandlung am Kreuzbein ist beendet, wenn das Kreuzbein in einer ausgeglichenen Lage ist, d.h. wenn beide Daumen gleich tief liegen. Nach jeder Korrektur muss die Position erneut geprüft werden. Mögliche ziehende Schmerzen in der Leistengegend sollten nach der Korrektur verschwunden sein.

Selbstkorrektur des Kreuzbein-Darmbein-Gelenks
Patienten mit verschobenem Kreuzbein-Darmbein-Gelenk sollten bei entsprechenden Schmerzen auch selber ihr Kreuzbein über die rechte oder linke Beckenschaufel in die richtige Position drücken. Die Übung hilft auch bei plötzlich auftretenden seitlichen Schmerzen vom Kreuzbein zum Hüftgelenk und Ausstrahlung nach vorne in die Leiste.

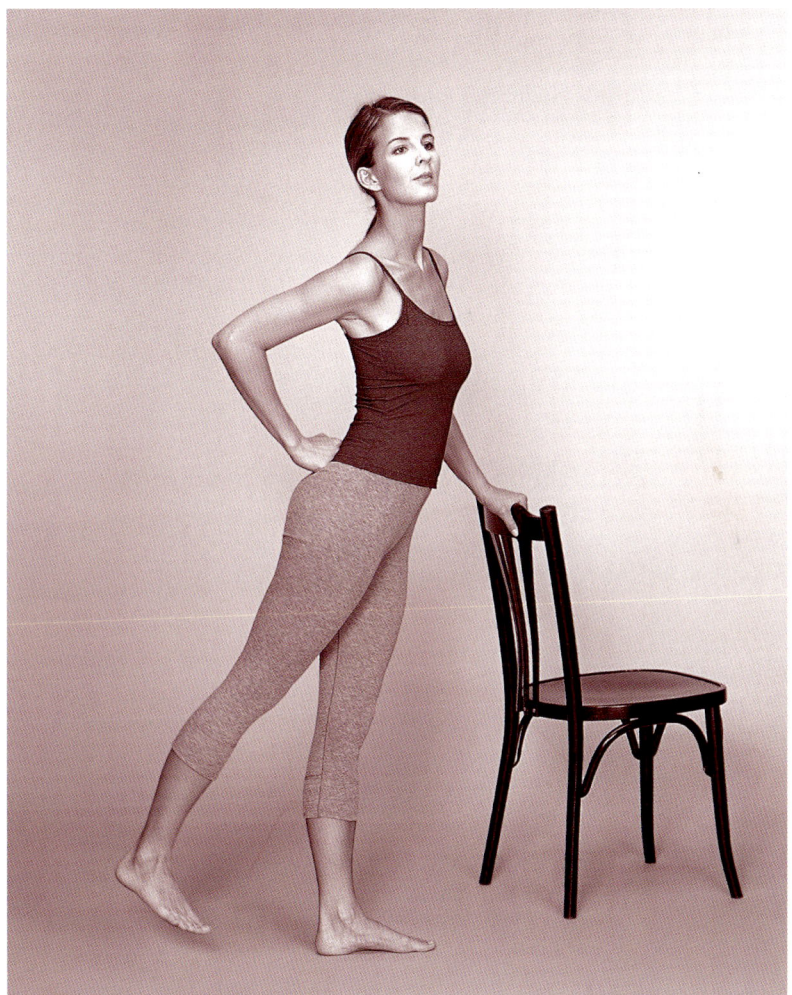

Abb. 19: Selbstkorrektur des Kreuzbein-Darmbein-Gelenks

Ausführung

- Je nach betroffener Seite legt der Patient die Fingerknöchelchen der rechten Faust auf der rechten Seite auf die höchste Stelle der Beckenschaufel-Kante (Spina iliaca posterior superior) oder entsprechend seine linke Faust auf die linke Beckenschaufel-Kante (Abb. 19).

- Nun pendelt er mit dem Bein der gleichen Seite und drückt immer dann, wenn das Bein nach hinten schwingt, kurz und kräftig senkrecht auf die betroffene Stelle. Nicht mit ruckartigem Druck, sondern langsam anschwellend.

Hinweise
- Diese Übung dient nicht der Vorbeugung (keine Dauerübung). Sie kann vom Patienten bei akuten Beschwerden selbst eingesetzt werden. Wenn die Beschwerden nicht nachlassen, ist es ratsam einen Dorn-Therapeuten aufzusuchen.
- Falls der Patient Probleme mit dem freien Pendeln des Beines hat, kann er auch ein Buch unter das Standbein legen.

Untersuchung und Korrektur des Steißbeins

Auch das Steißbein kann bei einer Fehlstellung Beschwerden hervorrufen. Seine Untersuchung und Korrektur gehören mit zu einer vollständigen Dorn-Behandlung.

Untersuchung des Steißbeins

Ausgangsstellung Patient und Therapeut
Wie bei der Untersuchung des Kreuzbeins (siehe S. 97).

Ausführung
- Höchste Erhebungen der beiden Beckenschaufeln (Spina iliaca posterior superior) mit den Daumen tasten.
- Beiderseits des Kreuzbeines mit den Daumen bis zum Steißbeinansatz hinab gleiten.
- Steißbein abtasten. Mit beiden Daumen rechts und links der Knochenstruktur des Steißbeins folgen.

Befund
- Liegen die Strukturen symmetrisch? Ist das Steißbein nach rechts oder links verschoben? Sind Abweichungen von der Symmetrie schmerzempfindlich bei Druck?
- Ist die Steißbeinspitze in den Körper (nach ventral) abgeknickt? Ist sie schmerzhaft bei Druck?

Korrektur des Steißbeins

Ausgangsstellung Patient
Wie bei der Untersuchung (siehe S. 97, 104).

Ausgangsstellung Therapeut
Der Therapeut steht schräg hinter dem Patienten; etwa in einem Winkel von 45°.

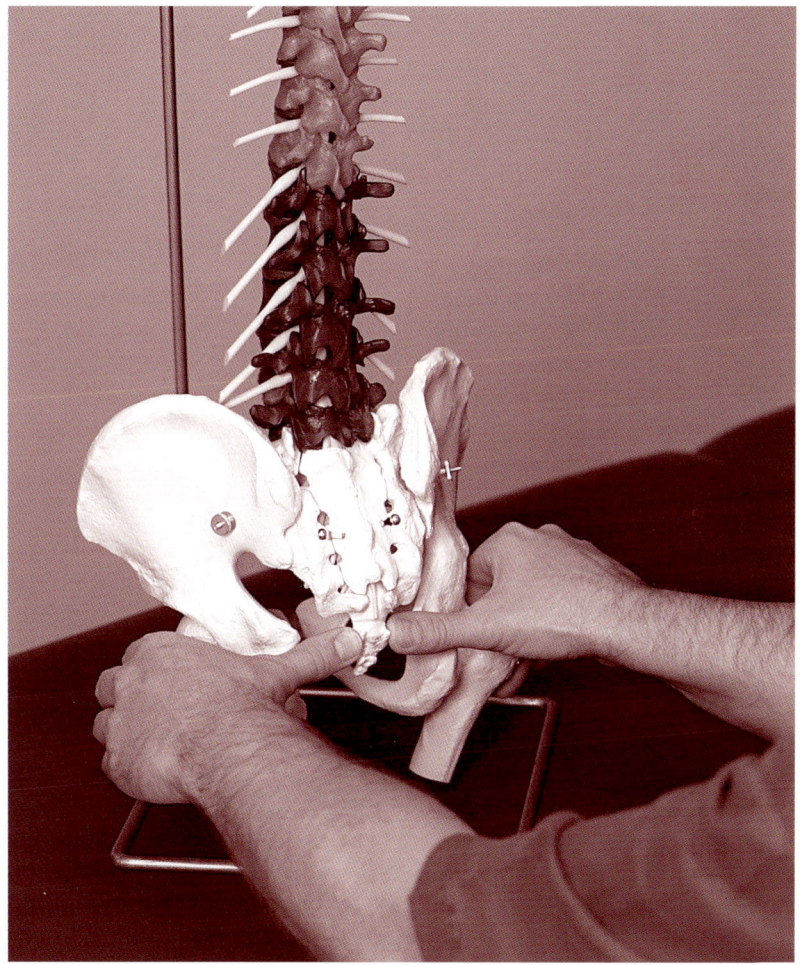

Abb. 20: Untersuchung am Steißbein

Ausführung
- Seitlichen Rand des Steißbeins tasten. Den Daumen auf den Punkt mit der höchsten Abweichung legen. Dieser ist häufig schmerzhaft oder unangenehm.
- Der Patient pendelt mit dem gegenüberliegenden Bein.
- Atmung des Therapeuten mit der des Patienten abstimmen. Der sanfte Druck erfolgt unabhängig vom Pendeln der Beine beim Ausatmen des Therapeuten.
- Seitlich mit den Daumen auf das Steißbein drücken. Der Druck ist sanft und wird gefühlvoll gesteigert.
- Das Drücken vier- bis fünfmal wiederholen.
- Ist die Steißbeinspitze zum Körper hin (nach ventral) abgeknickt, wird diese mit dem Mittelfinger getastet. Beim Pendeln eines Beines wird die Spitze sanft nach hinten (dorsal) gezogen. Mit viel Gefühl vorgehen! Danach dem Patienten zeigen, wie er dies bei sich selbst machen kann.

Hinweise
- Betroffene Hautpartien des Patienten immer gut einölen.
- Der Therapeut muss den Druckvorgang nicht mit dem Beinpendeln des Patienten abstimmen. Beide Vorgänge erfolgen unabhängig voneinander.
- Die Behandlung ist abgeschlossen, wenn der Patient beim Vorbeugen oder Sitzen keine oder weniger Schmerzen verspürt.

Zusammenfassung
- Das Kreuzbein vermittelt zwischen der beweglichen Wirbelsäule und den Beinen. Das Kreuzbein-Darmbein-Gelenk federt Belastungen ab.
- Unterschiedliche Beinlängen belasten durch den Beckenschiefstand das Kreuzbein und verursachen eine Subluxation. Beinlängendifferenz und Fehlstellung des Kreuzbeins treten häufig zusammen auf.
- Fehlstellungen des Kreuzbeins können vielfältige Beschwerden und Erkrankungen hervorrufen (siehe S. 41).
- Die Kreuzbeinfehlstellung wird durch Vergleich der Lage beider Daumen festgestellt. Lässt sich ein Daumen tiefer in den Körper hineindrücken, steht das Kreuzbein auf der gegenüberliegenden Seite vor.
- Die Korrektur erfolgt indirekt durch Druck auf die entsprechende Beckenschaufel. Die notwendige Dynamik erzeugt der Patient, indem er mit einem Bein pendelt.

- Beim Drücken nutzt der Therapeut die Schwungkraft des pendelnden Beines. Das große und feste Kreuzbein-Darmbein-Gelenk lässt sich sonst nur schwer korrigieren. Die Druckschmerzen verschwinden sofort, wenn der Therapeut aufhört zu drücken.
- Verschiebungen des Steißbeins sind selten. Wenn sie vorkommen, wird seitlich auf den Steiß gedrückt. Es muss nicht im Rhythmus des pendelnden Beins gedrückt werden.
- Die Therapie ist beendet, wenn Kreuzbein und Steißbein in einer ausgeglichenen Lage sind.

Lenden- und Brustwirbelsäule

Bei einer gesunden Wirbelsäule reihen sich die einzelnen Wirbel aufeinander wie die Perlen einer Kette. Ein Wirbel steht exakt auf dem anderen, jeder Wirbelfortsatz steht über seinem Nachbarn. Die Symmetrie wird durch keinerlei Abweichungen gestört. Leider findet sich dieses Ideal fast nur bei Kindern. Im Laufe der Jahre verschieben sich durch die alltäglichen Belastungen immer wieder einzelne Wirbel. Fehlstellungen führen zu Blockaden: Neben lokalen Schmerzen kann es zu Ausstrahlungen kommen. Ebenso sind Gefühlsempfindungsstörungen wie Taubheit, Kribbeln, Hitze- oder Kälteempfinden, dumpfer Druck, spitze Stiche oder Kraftlosigkeit in den Händen oder Beinen, Herzklopfen, Druck- und Beklemmungsgefühl in der Brust, Schwindel und vieles mehr möglich. Diese Missempfindungen treten oft weit vom Wirbel entfernt auf.

Hinweise
- Bei einer gut ausgebildeten Rückenmuskulatur sind Wirbelfehlstellungen äußerlich nicht zu sehen, wohl aber zu tasten.
- Wirbelfehlstellungen müssen keine Beschwerden verursachen.
- Im Röntgenbild sind Verschiebungen meist nicht zu erkennen und werden leicht übersehen.

Äußeres Erscheinungsbild der Wirbelsäule
Vor der Untersuchung betrachtet der Therapeut den freien Rücken des Patienten. In vielen Fällen findet er dabei schon Hinweise auf mögliche Problemzonen.

Sichtbare Hinweise auf mögliche Problemzonen

Merkmal	*Beispiel*
Art der Haltung und Bewegung	Schonhaltung, eingeschränkte Bewegungen, hochgezogene Schultern
Gangbild	Störungen im Bewegungsablauf
sichtbare Fehlstellung	Schiefhals, Rundrücken, Skoliose
Hautfarbe und -beschaffenheit	Rötung, Blässe, Ausschlag, Narben, Warzen, trockene, feuchte oder schuppige Haut, Schwellungen, Petechien, Haare
Muskulatur	Asymmetrien, abgeschwächte Kontur, schwache Muskulatur
Bindegewebe	asymmetrische Hautfalten, Fettgewebsgeschwülste (Lipome)

Hinweise auf besondere Belastungen liefern die berufliche Tätigkeit des Patienten und seine Hobbys. Krankenschwestern und -pfleger führen schwere und einseitige körperliche Tätigkeiten aus. Schweres Tragen belastet übermäßig die Bandscheiben. Zahnärzte, Büropersonal, Friseure, Köche und viele Hausfrauen beugen sich während der Arbeit leicht nach vorne. Sie leiden auffallend oft unter Beschwerden der oberen Brustwirbelsäule, die durch Muskelverspannungen noch verstärkt werden. Tätigkeiten, bei denen der Rumpf um seine Achse gedreht wird, wie Kehren, Schaufeln, Arbeiten im Garten oder Stall, Golf spielen und dergleichen, begünstigen eine Wirbelverschiebung.

Untersuchung der Lendenwirbel und unteren Brustwirbel (L1–L5; Th9–Th12)

Der Dorn-Therapeut beginnt mit der Untersuchung – und später der Korrektur – von unten nach oben, vom Kreuzbein über die Lenden- und Brustwirbel bis zu den Halswirbeln. Die jeweils zu behandelnden Hautpartien werden mit einem hochwertigen Pflanzenöl gut eingeölt (siehe S. 18). Das entspannt die Muskulatur und weicht sie auf, die Daumen des Therapeuten gleiten besser über die Haut. Bei Bedarf muss während der Behandlung regelmäßig nachgeölt werden.

Wirbelkontrolle nach Dorn: Abtasten der Wirbelsäule

Ausgangsstellung Patient
Der Patient steht etwas vorgebeugt und stützt sich mit beiden Händen an der Behandlungsliege, einer Tischkante oder einem Haltegerät ab. Der Rücken ist frei, die Hose bis zum Gesäßansatz heruntergestreift. Der Patient sollte sicher stehen (Beine hüftbreit auseinander). Auf Beinfreiheit achten.

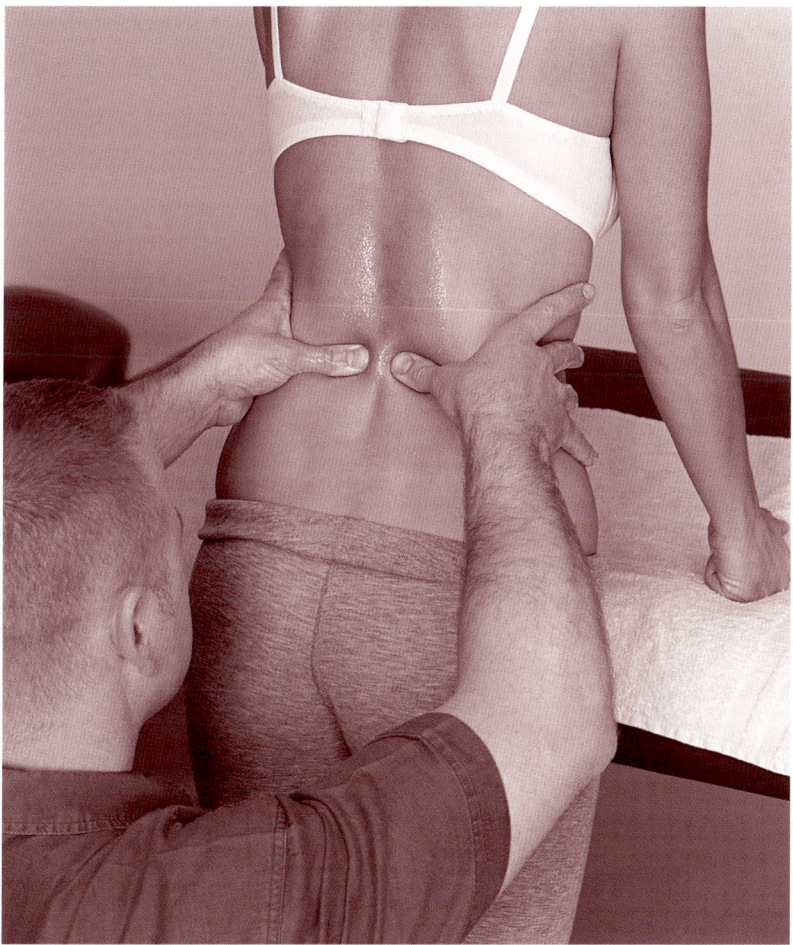

Abb. 21: Lendenwirbel abtasten

Ausgangsstellung Therapeut
Der Therapeut steht hinter dem Patienten.

Ausführung
- Hautpartien über den Lenden- und unteren Brustwirbeln einölen. Die Daumen des Therapeuten sollten leicht und ungehindert die Haut entlang gleiten können.
- Übergang Kreuzbein-Lendenwirbel tasten. Das Abtasten erfolgt vom Kreuzbein nach oben.
- Dornfortsätze von der Kreuzbeinmitte zu den untersten Lendenwirbeln tasten. An beiden Seiten der Dornfortsätze die Daumen anlegen und fest in den Körper hineindrücken. Zwischen den Daumen muss jeder einzelne Dornfortsatz deutlich zu spüren sein.
- Die Daumen gleiten langsam auf gleicher Höhe rechts und links der Wirbelsäule von unten nach oben und tasten jeden einzelnen Dornfortsatz von der Seite ab. Auf Asymmetrien und Widerstände achten.
- Auf Höhe der untersten Rippe beginnt die Brustwirbelsäule. Bis zum siebten Brustwirbel tasten (etwa auf Höhe der unteren Schulterblattkante).
- Daumen wieder beiderseits der Wirbelsäule seitlich an den Dornfortsätzen nach unten gleiten lassen. Dabei entstehen zwei rote Streifen auf der Haut. Lage, Form und Gleichmäßigkeit der Streifen beurteilen. Sie lassen gut die gesamte Situation der Wirbelsäule erkennen.
- Muskulatur begutachten. Sind die Muskelstränge beiderseits der Wirbelsäule symmetrisch ausgebildet? Oder ist ein Strang geringfügig stärker oder fester als der parallel dazu liegende Strang?

Abzählen der Wirbel am Patienten
Um festzustellen, welchen Wirbel der Therapeut gerade tastet, muss er die Wirbel abzählen. Als Ausgangspunkt für die Zählung eignen sich besonders folgende Wirbel:
- C1:
  Der Atlas trägt an seinem hinteren Bogen keinen Dornfortsatz. Die Querfortsätze kann man dagegen durchaus tasten und so von C1 über C2, C3 usw. die Halswirbel anhand ihrer Querfortsätze nach unten durchzählen.
- C2:
  Man tastet vom Hinterhaupt ausgehend in der Rinne zwischen den Wülsten der Nackenmuskulatur nach unten. Der Kopf ist dabei leicht nach vorn geneigt. Der erste Dornfortsatz, den man spürt, ist der des zweiten Halswirbels, des Axis.

- C7:
  Der Dornfortsatz des 7. Halswirbels ist länger und daher bei leicht vorge-
  beugtem Kopf des Patienten meist besonders gut zu tasten (oder auch zu
  sehen). Von dort aus zählt man beginnend mit Th1 die Brustwirbel nach
  unten durch. Nach oben werden die Halswirbel C6, C5 usw. gezählt.
- Th3:
  Der Dornfortsatz des dritten Brustwirbels liegt etwa in der Verbindungslinie der beiden Schulterblattgräten. Da die Dornfortsätze im oberen
  Brustbereich schräg abwärts laufen, liegt ventral des Dornfortsatzes von
  Th3 der Wirbelkörper von Th4.
- Th12:
  Man tastet den unteren Rippenbogen auf der rechten und linken Körperseite und gleitet dann mit den Fingern an den Rippen entlang zur Wirbelsäule. Dort liegt der 12. Brustwirbel (Th12). Von hier aus kann man nach
  oben die Brustwirbel (Th11–Th1) und nach unten die Lendenwirbel zäh-
  len (L1–L5).
- L4:
  Der Therapeut legt die Hände auf die höchsten Punkte der Darmbein-
  kämme. In der Verbindungslinie liegt der 4. Lendenwirbel. Unterhalb dieser Verbindungslinie befindet sich der 5. Lendenwirbel.

Befund
Das gleichzeitige Tasten der Daumen auf gleicher Höhe auf beiden Seiten der
Dornfortsätze erleichtert das Erkennen auch von kleinen Fehlstellungen.
Möglicher Tastbefund an den Wirbeln:
- Dornfortsatz zeigt in die richtige Richtung (nach dorsal), ist aber im Ver-
  gleich zu den anderen Dornfortsätzen seitlich nach links oder rechts ver-
  schoben.
  → Der ganze Wirbel ist zur Seite hin verschoben.
- Dornfortsatz zeigt schräg zur Seite und ist daher nicht mittig zu tasten.
  → Der Wirbel sitzt in der Wirbelreihe, aber er hat sich um seine Achse
  gedreht.
- Dornfortsatz steht vor.
  → Der Wirbel ist nach hinten (zum Rücken hin, dorsal) verschoben (z.B.
  beim Rundrücken).
- Dornfortsatz ist tiefer (weiter innen/ventral) zu tasten (Lücke).
  → Der Wirbel ist nach innen (ins Körperinnere, ventral) verschoben
  (Gleitwirbel).

- Ein Muskelstrang ist fester ausgebildet.
  → Das deutet auf eine Verschiebung mehrerer Wirbel zur Seite hin (Skoliose).

Hinweise
- Ein Sichtbefund reicht nicht aus. Für die gesicherte Befunderhebung muss jeder Dornfortsatz mit den Daumen seitlich getastet werden.
- Schmerzen und Beschwerden geben einen Hinweis auf mögliche Fehlstellung, aber nicht jede Fehlstellung verursacht Beschwerden.
- Verschiebungen des L4 und L5 kommen am häufigsten vor, sie stehen im Zusammenhang mit Ischiasproblemen.
- Eine leichte Verkrümmung der Wirbelsäule (Skoliose) tritt oft als Folge unterschiedlich langer Beine auf.
- In das Körperinnere (nach ventral) verschiebt sich ein Wirbel sehr selten. Am wahrscheinlichsten findet man diese Fehlstellung bei Akrobaten, Kunstturnern und Tänzern, aber auch nach Stürzen, Unfällen, Schlägen usw. (Siehe Wirbelgleiten S. 123f.).

Korrektur der Lendenwirbel und unteren Brustwirbel (L1–L5; Th9–Th12)

Die Korrektur erfolgt in der gleichen Stellung wie die Untersuchung (siehe S.109). Die Dynamik erzeugt der Patient selbst, indem er mit einem Bein vor- und zurückpendelt. Beim Pendeln bewegt sich die gesamte Muskulatur im Bereich des Beckens, der Lenden- und der unteren Brustwirbelsäule. Im Ruhezustand würden die Muskeln, Sehnen und Bänder die Korrektur eines Wirbels behindern. Durch die Dynamik sind sie „abgelenkt" und der Therapeut kann durch einen sanften, aber kräftigen, langsam ansteigenden Druck den Wirbel in seine richtige Position hineinschieben. Der Körper nimmt die Korrektur gerne an.

Hinweise
- Das Drücken an den verschobenen Dornfortsätzen ist häufig schmerzhaft. Der Schmerz hört auf, wenn der Therapeut den Druck verringert. Er wird vom Patienten meist bereitwillig angenommen.
- Eine genaue Beobachtung des Patienten und seiner Reaktionen ist für einen Dorn-Therapeuten unerlässlich. Die Grenze der Behandlung liegt

da, wo sich der Patient widersetzt. Weicht er dem Schmerz aus, hört der Therapeut sofort auf zu drücken.

• Richtig ausgeführt ist die Dorn-Therapie eine ungefährliche Therapie.

Korrektur eines nach links verschobenen Wirbels

Ausgangsstellung Patient
Der Patient steht aufrecht und stützt sich mit seinen Händen ab. Er beugt sich nur so weit nach vorne, dass der Therapeut die Dornfortsätze noch gut spürt. Auf Beinfreiheit achten.

Ausgangsstellung Therapeut
Der Therapeut steht links hinter dem Patienten.

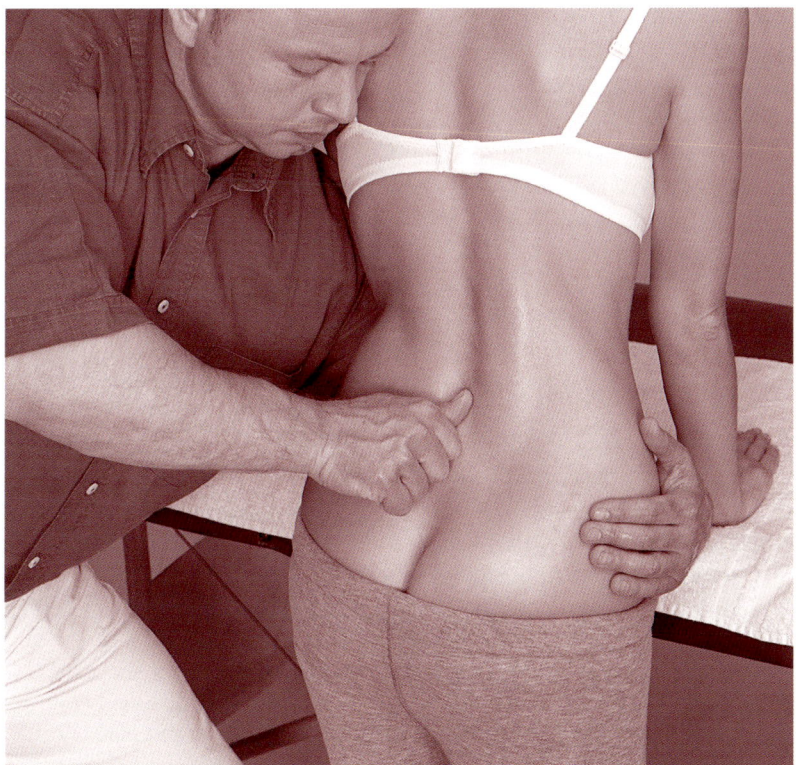

Abb. 22: Korrektur eines Lendenwirbels

Ausführung
- Hautpartien mit Öl einreiben.
- Den Dornfortsatz des zu korrigierenden Wirbels tasten.
- Rechten Daumen an die linke Seite des Dornfortsatzes legen. Die Daumenspitze zeigt senkrecht nach oben in Richtung Kopf. Die rechte Hand zur Faust machen und den Daumen zum Schutz der Daumengelenke an den Zeigefinger anlehnen.
- Die linke Hand greift um den unteren Bauch des Patienten und hält ihn an der gegenüberliegenden Hüfte fest. So steht der Patient sicher und der Therapeut kann den Druck des Daumens mit der linken Hand ausgleichen.
- Der Patient pendelt mit seinem rechten Bein. Er schwingt es locker aus der Hüfte vor und zurück, so dass sich die Rückenmuskulatur im zu korrigierenden Bereich bewegt.
- Der Daumen fühlt die leichte Hin- und Herbewegung des Dornfortsatzes. Langsam und gleichmäßig ein- und ausatmen.
- Beim langsamen Ausatmen den Druck des Daumens auf den Dornfortsatz langsam erhöhen. Der Druck kommt von der linken Seite und schiebt den Wirbel nach rechts. Drei- bis viermal wiederholen, dabei den Druck gefühlvoll erhöhen. Nicht im Rhythmus des pendelnden Beines drücken.
- Beim Einatmen nicht drücken.
- Danach Massage des Wirbelbereichs: mit beiden Daumen von außen nach innen kreisend die behandelte Stelle massieren. Danach mit beiden Händen den Rücken großflächig von oben nach unten ausstreichen.
- Die Lage des Dornfortsatzes kontrollieren. Gegebenenfalls die Behandlung wiederholen.

Korrektur eines nach rechts verschobenen Wirbels
Die Korrektur verläuft wie im Fall des nach links verschobenen Wirbels, allerdings von der anderen Seite her. Der Therapeut steht auf der rechten Seite des Patienten. Er drückt mit dem linken Daumen und hält mit der rechten Hand an der linken Hüfte des Patienten dagegen. Der Patient pendelt mit dem linken Bein.

Korrektur eines um seine Achse verdrehten Wirbels
Die Korrektur erfolgt wie die eines zur Seite verschobenen Wirbels, nämlich durch seitlichen Druck auf den Dornfortsatz bei gleichzeitigem Pendeln mit dem Bein. Zusätzlich sollte auch an den Querfortsätzen getastet und bei Bedarf gedrückt werden.

Korrektur eines nach außen (dorsal) verschobenen Wirbels
Siehe Rundrücken (Schwierige Fälle S. 121ff.). Zur Korrektur benutzt man lieber die flache Hand.

Korrektur eines nach innen (ventral) verschobenen Wirbels
Siehe Wirbelgleiten (Schwierige Fälle S. 123f.).

Hinweise
* Bei der Lendenwirbelsäule erfolgt der seitliche Druck auf den Dornfortsatz unabhängig vom Pendelrhythmus des Beines. Nur bei der Kreuzbein-Korrektur nutzt man den Schwung des pendelnden Beines aus und der Therapeut drückt im Rhythmus des pendelnden Beines.
* Eine Alternative zum einfachen impulsartigen Drücken ist das Entlanggleiten an der Wirbelsäule bei gleichzeitigem Drücken, wenn mehrere benachbarte Wirbel verschoben sind. Der Therapeut beginnt an der unteren Lendenwirbelsäule und gleitet die Wirbelsäule nach oben oder umgekehrt von oben nach unten. Dabei gleichmäßig, ohne Unterbrechung drücken. An besonders hervorstehenden Dornfortsätzen wird kurz verweilt.
* Rote Druckstellen auf der Haut, die auch noch nach einigen Minuten zu sehen sind, können auf eine Übersäuerung des Bindegewebes hindeuten.
* Richtige Stellung und Daumenhaltung des Therapeuten: siehe „Arbeitstechniken des Therapeuten" S. 150.

Untersuchung und Korrektur der oberen Brustwirbel (Th1–Th8)

Die obere Brustwirbelsäule beginnt etwa am achten Brustwirbel (auf der Höhe des unteren Ende des Schulterblatts). In diesem Teil der Wirbelsäule pendelt der Patient nicht mehr mit seinem Bein, sondern mit einem oder beiden Armen. Die erforderliche Bewegung kommt nun aus dem Schultergelenk. Untersuchung, Befunderhebung und Korrektur verlaufen wie bei der Lendenwirbelsäule und der unteren Brustwirbelsäule. Der Therapeut tastet die Dornfortsätze ab, ermittelt ihre Position und richtet sie in der Dynamik durch Druck auf den Dornfortsatz ein.

Wirbelkontrolle nach Dorn: Abtasten der oberen Brustwirbelsäule

Ausgangsstellung Patient
Der Patient sitzt auf einem Hocker und stützt sich mit beiden Händen an der Behandlungsliege, der Rückenlehne des Stuhles oder an einem Haltegerät ab oder legt seine Hände in den Schoß. Der Rücken ist frei. Der Patient beugt sich so weit nach vorne, dass der Therapeut die Dornfortsätze gut spürt. Der Kopf ist nach vorne gebeugt.

Ausgangsstellung Therapeut
Der Therapeut steht hinter dem Patienten. Damit er beim Drücken bequem das Gewicht seines Oberkörpers einsetzen kann, sollte er ein Bein weiter nach vorne nehmen und das andere Bein etwas nach hinten stellen.

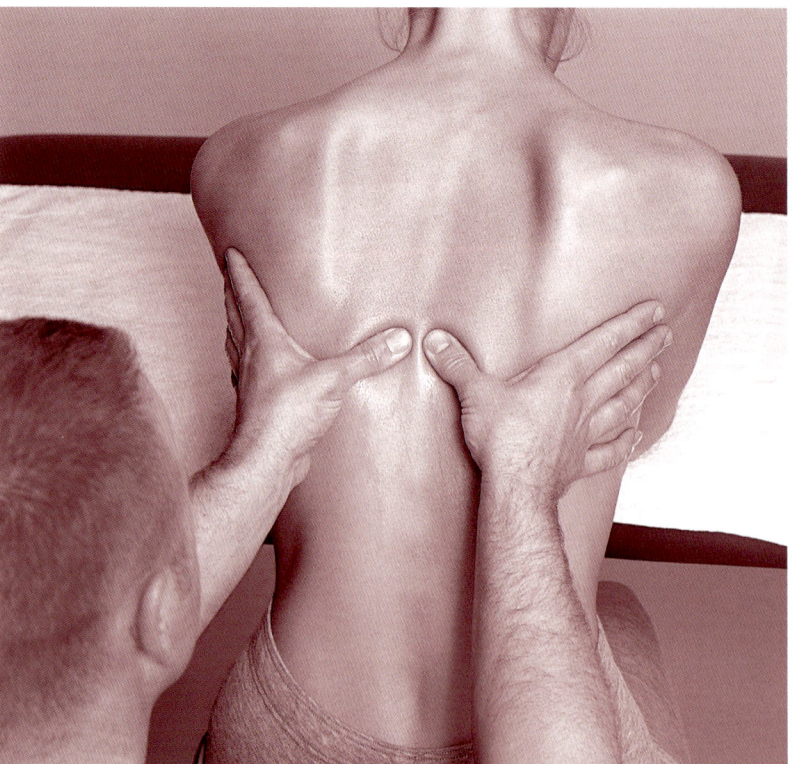

Abb. 23: Brustwirbel abtasten

Ausführung
- Die Haut über der Brustwirbelsäule großzügig einölen. Die Daumen gleiten leichter über die Haut und tasten besser die Knochenstrukturen.
- Auf der Höhe des achten oder siebten Brustwirbels die Dornfortsätze tasten. An den Seiten der Dornfortsätze beide Daumen anlegen und fest in den Körper hineindrücken.
- Weiter wie bei der Untersuchung der Lendenwirbel und unteren Brustwirbel (siehe S. 112ff.): Die Daumen gleiten langsam auf gleicher Höhe rechts und links der Dornfortsätze nach oben bis zur Halswirbelsäule und wieder nach unten. Auf Asymmetrien und Widerstände achten, die roten Druckspuren auf der Haut beurteilen und die Muskulatur auf Differenzen untersuchen.

Befund
Die Befunderhebung entspricht der der Lendenwirbelsäule. Rutscht beim Entlanggleiten an den Dornfortsätzen ein Daumen zur Seite? Ist ein Widerstand zu spüren?
Mögliche Fehlstellungen eines Wirbels: Der Wirbel ist zur Seite hin verschoben, er ist ins Körperinnere (nach ventral) verrutscht oder er steht nach außen (dorsal) aus dem Rücken heraus.

Hinweise
- Bei einem sehr festen Bindegewebe lassen sich manchmal die Wirbel nur schwer oder gar nicht ertasten. Der Patient sollte sich mehr nach vorne beugen oder die Schultern nach vorne nehmen. Hautpartien gut einölen und möglicherweise vorher weichmassieren.
- Bei Auffälligkeiten den Dornfortsatz kurz drücken. Verspürt der Patient einen Schmerz? Dann ist an dieser Stelle wahrscheinlich etwas nicht in Ordnung.
- Oft liefern die Beschwerden des Patienten Hinweise auf verschobene Wirbel.
- Bei sehr schmerzempfindlichen, ängstlichen Patienten und sehr verspannter Muskulatur ist es besser, erst eine Breuß-Massage (siehe S. 201ff.) durchzuführen. Die Muskulatur ist danach weicher und die Untersuchung/Behandlung verursacht weniger Schmerzen.

Korrektur eines verschobenen Wirbels
Die folgende Beschreibung gilt für einen nach links verschobenen Wirbel. Die Korrektur eines nach rechts verschobenen Wirbels erfolgt entsprechend.

Ausgangsstellung Patient
Der Patient sitzt aufrecht und stützt sich mit seinen Händen ab. Er sitzt so aufrecht, dass der Therapeut die Dornfortsätze noch gut fassen kann. Der Kopf ist aufrecht. Auf Armfreiheit achten.

Ausgangsstellung Therapeut
Der Therapeut steht links neben dem Patienten.

Ausführung
* Hautpartien mit Öl einreiben.
* Den zu korrigierenden Wirbel bzw. dessen Dornfortsatz tasten.

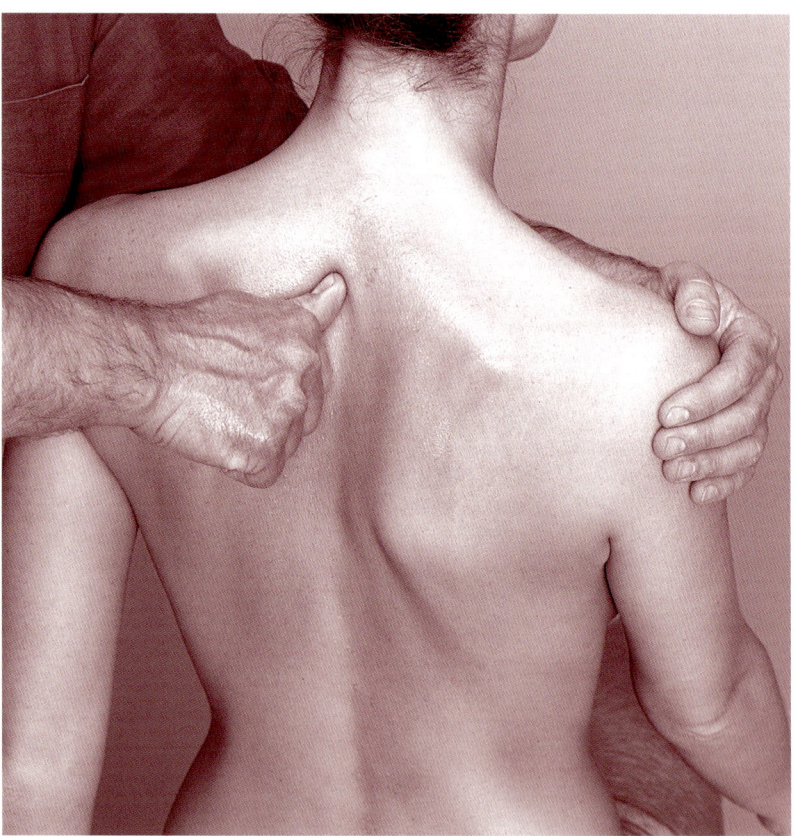

Abb. 24: Korrektur eines Brustwirbels

- Rechten Daumen auf der linken Seite des Dornfortsatzes anlegen. Die Daumenspitze zeigt in Richtung Kopf. Der rechte Unterarm steht etwa in einem Winkel von 45° zum Körper des Patienten.
- Der linke Unterarm des Therapeuten liegt oberhalb der Brust und hält die rechte Schulter des Patienten von vorne fest. Damit schafft der Therapeut den Gegendruck zum Daumendruck und der Patient sitzt sicher. Der linke Unterarm liegt auf dem Brustbein. Auf keinen Fall mit dem linken Unterarm gegen den Hals drücken!
- Der Patient pendelt mit seinem rechten Arm oder auch mit beiden Armen gegenläufig. Die Rückenmuskulatur und die Dornfortsätze im zu korrigierenden Bereich müssen sich gut spürbar bewegen.
- Während der Patient mit seinem rechten Arm pendelt, spürt der Daumen die Bewegungen des Dornfortsatzes und der umgebenden Muskulatur. Ist die Bewegung zu gering, sollte der Patient mit beiden Armen pendeln (wie beim Wandern).
- Langsam aus- und einatmen. Beim Ausatmen mit dem Daumen gegen den Dornfortsatz drücken. Der Druck kommt von schräg links. Drei- bis viermal kurz drücken, dabei den Druck langsam erhöhen und wieder langsam nachlassen.
- Beim Einatmen nicht drücken.
- Danach die Massage: mit beiden Daumen von außen nach innen kreisend die behandelten Stellen massieren. Dann mit beiden Händen den Rücken großflächig ausstreichen.
- Die Lage des Dornfortsatzes kontrollieren. Gegebenenfalls die Behandlung wiederholen. Wenn keine Abweichungen mehr vorhanden sind, ist die Korrektur des Wirbels beendet.

Weitere Korrekturen der Brustwirbel
Alle weiteren Korrekturen – nach rechts verschobener Wirbel (siehe S. 117), um seine Achse verdrehter Wirbel (siehe S. 114), ins Körperinnere (siehe Wirbelgleiten S. 123) oder zum Rücken hin (siehe Rundrücken S. 121) verschobener Wirbel – erfolgen entsprechend der Beschreibungen an den genannten Textstellen. Die Bewegung wird durch das Pendeln des Armes erreicht.

Hinweise
- Das Ausmassieren, Daumenkreisen und Ausstreichen tut dem Patienten sehr gut und entspannt den Daumen des Therapeuten.
- Gegebenenfalls pendelt der Patient mit beiden Armen gegenläufig. Der Rücken gerät stärker in Bewegung, was das Einrichten des Wirbels erleichtert.

- Die Wirbelkorrekturen können schmerzhaft sein. Der Therapeut achtet immer auf entsprechende Reaktionen des Patienten; nimmt der Therapeut die Hände vom Körper des Patienten, dann verschwindet der Schmerz schnell. Die Wirbel können durch starke Muskelverspannungen so fest sitzen, dass eine Korrektur nicht gelingt; dann hört man vorläufig auf. Oft ist beim nächsten Behandlungstermin die Muskulatur sehr viel weicher und die Therapie kann ohne größere Beschwerden beendet werden.
- Solange die Korrektur in der Dynamik erfolgt, kann kein Wirbel beschädigt werden.

Schwierige Fälle

Skoliose (Wirbelsäulenverkrümmung)
Bei einer Skoliose sind mehrere Wirbel zu einer Seite hin verschoben. Die Wirbelsäule beschreibt eine Kurve. Um wieder eine aufrechte Haltung zu erreichen, krümmt sich die Wirbelsäule schlangenförmig nach oben. So bewirkt eine Verschiebung mehrerer Lendenwirbel nach links eine Verschiebung der Brustwirbel nach rechts. Die Verschiebungen beginnen meist im Kindesalter und werden fast immer durch ein jahrelang schiefstehendes Becken verursacht.

Leichte Skoliosen entstehen auch durch anhaltende einseitige Belastungen. Zu den wichtigsten Ursachen zählt der Beckenschiefstand, der wiederum vor allem durch unterschiedliche Beinlängen verursacht wird. Die Wirbelsäule versucht die schiefe Basis (Beinlängendifferenz) durch eine Verkrümmung auszugleichen. Weitere Ursachen sind einseitige Arbeitshaltungen und/oder häufiges Tragen auf nur einer Seite. Auch seelische und psychische Probleme können sich durch Verkrümmungen ausdrücken. Die Wirbelsäule zeigt die innere Situation des Menschen an. Schließlich spricht man nicht umsonst vom „aufrecht Gehen", „aufrecht/aufrichtig Sein".

Die Skoliose kann – muss aber nicht – zu Rückenschmerzen führen. Solange die Skoliose noch keine starken Veränderungen der Knochen hervorgerufen hat, ist sie mit der Dorn-Therapie gut korrigierbar. Bei jüngeren Menschen, die gleichzeitig ihre Rückenmuskulatur trainieren, bestehen gute Chancen auf Heilung. Im Laufe der Jahre nehmen die Wirbel bei einer Skoliose eine Keilform an, die ursprüngliche Form passt sich der neuen Lage in der gekrümmten Wirbelsäule an. Die Keilform ist also eine Anpassung des Wirbels an die Fehlhaltung und nicht das Resultat einer besonderen Abnützung. Auch Patienten mit fortgeschrittener Skoliose empfinden eine Dorn-Behandlung als eine Wohltat. Hier ist das subjektive Gefühl des Patienten entscheidend.

Therapie
Bei einer Skoliose nach links beschreiben mehrere aufeinander folgende
Wirbel eine leichte Linkskurve. Die Wirbel müssen in die entgegengesetzte
Richtung geschoben werden.

Ausgangsstellung Patient und Therapeut
Wie bei der Wirbelkorrektur (siehe z.B. S. 113, 118). Der Patient steht oder
sitzt, der Therapeut steht hinter ihm.

Ausführung
• Die Therapie erfolgt weitgehend wie die oben beschriebene Korrektur einzel-
  ner Wirbel: Haut einölen, zu korrigierende Wirbel tasten, Patient umfassen
  (Gegendruck), Patient pendelt mit dem gegenüberliegenden Bein oder Arm.
• Der Druck erfolgt nicht impulsartig sondern über den Zeitraum einer län-
  geren Ausatmung hinweg. Dabei wird der Druck erhöht und mit dem
  Daumen die verschobenen Wirbel von oben nach unten entlang gleitend
  zur Mitte geschoben.
• Bewegungsabfolge mehrmals wiederholen.
• Auskreisen und großzügig ausstreichen. Wirbelstellung kontrollieren.
• Stärker ausgebildete Skoliosen benötigen mehrere Behandlungen im Ab-
  stand von jeweils einer Woche. Die Anzahl der Behandlungen hängt vom
  Ausmaß der Skoliose ab.

Rundrücken
Ein Rundrücken kann die Folge einer ernsthaften Erkrankung sein, zum Beispiel eines Morbus Scheuermann oder Morbus Bechterew. Oder er wird
durch eine langjährige vorgebeugte Haltung im Beruf oder privat verursacht.
Die schlechte Körperhaltung spiegelt dabei häufig die innere Situation des
Patienten wider. Die meisten Rundrücken beginnen mit einer Haltungs-
schwäche. Der Patient sitzt häufig und lehnt seinen Rücken an. Die Stuhllehnen-
nen schwächen die Rückenmuskulatur, ein nach vorne gebeugter Kopf begünstigt die Ausbildung des Rundrückens. Im Laufe der Zeit verkürzen sich
die Brustmuskeln und der Rundrücken stabilisiert sich. Die Wirbel können
sich verformen, Hüft- und Schultergelenke können in Mitleidenschaft gezogen werden. Die Wirbelsäule verliert sehr viel von ihrer Beweglichkeit.
Ein beginnender Rundrücken lässt sich gut therapieren. Nach der Dorn-
Behandlung muss der Patient schädliche Verhaltensweisen meiden, seine
Rückenmuskulatur stärken und für ausreichend Bewegung sorgen. Dehnübungen für Brustmuskeln (Musculus pectoralis major und minor) sind

ebenfalls hilfreich. Bei ausgeprägterem Rundrücken besteht bei guter Mitarbeit zumindest die Chance, die Haltungsabweichung zu verringern. Mit jeder Dorn-Behandlung wird die Muskulatur weicher und beweglicher. Selbst wenn die Therapie zu keiner sichtbaren Besserung des Rundrückens führt, fühlt sich der Patient oftmals freier und wohler als vor der Dorn-Behandlung.

Therapie
Statt mit dem Daumen drückt der Therapeut hier mit dem Handballen. Der Druck erfolgt mit mehr Kraft und verteilt sich über eine größere Fläche. Das erhöht die Wirkung und der Patient empfindet diese Behandlung als angenehmer.

Ausgangsstellung Patient
Der Patient sitzt auf einem Hocker so aufrecht wie er kann. Der Kopf ist erhoben.

Ausgangsstellung Therapeut
Der Therapeut steht zunächst links vom Patienten. Später wird die Behandlung auch von der anderen Seite her durchgeführt.

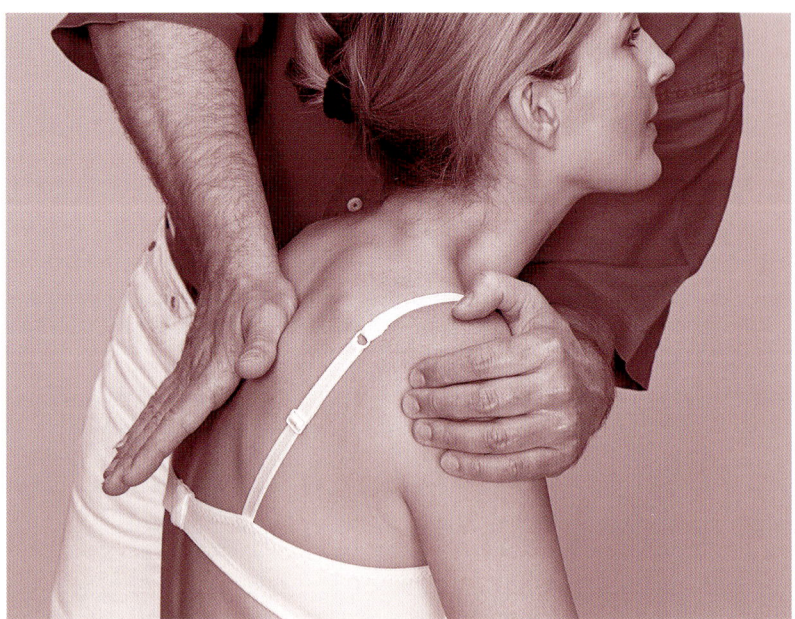

Abb. 25: Behandlung bei Rundrücken

Ausführung
• Rücken gut einölen.
• Der linke Unterarm des Therapeuten liegt oberhalb der Brust des Patienten. Die linke Hand hält den Patienten dabei von vorne an der rechten Schulter fest. Der linke Unterarm des Therapeuten liegt auf dem Brustbein und drückt dem Handballen entgegen.
• Die rechte Hand am Übergang Halswirbelsäule-Brustwirbelsäule ausrichten. Die Finger zeigen nach unten.
• Der Patient pendelt mit dem rechten Arm bzw. meist mit beiden Armen gegenläufig.
• Mit dem rechten Handballen die Wirbelsäule von oben nach unten heruntergleiten, dabei direkt auf den Dornfortsätzen kräftig zum Körper hin drücken.
• Wenn sich die Wirbelsäule unter der Behandlung gerade aufrichten kann, ist sie noch beweglich. Ist die Wirbelsäule auch nach vier bis fünf Behandlungen noch steif und unbeweglich, sind die Grenzen der Dorn-Behandlung erreicht.
• Je nach der Ausprägung des Rundrückens Behandlung im Abstand von einer Woche mehrmals wiederholen. Zusätzlich Muskelaufbautraining machen und Verhaltensschulung beachten.

Wirbelgleiten
Beim Wirbelgleiten ist häufig ein einzelner Wirbel bauchwärts (ventral / nach innen) verschoben. Der Dornfortsatz ist einige Millimeter ins Körperinnere verrutscht und ist daher schlechter tastbar. Der Therapeut fühlt ein „Loch". Dieser Befund kommt eher selten vor. Am wahrscheinlichsten findet man einen solchen Tastbefund, wenn die Wirbelsäule schon im Jugendalter stark nach hinten verbogen wurde. Das ist der Fall bei Kunstturnern, Tänzern, Akrobaten, Trampolinspringern usw. Im Erwachsenenalter können Unfälle, Stürze, Schläge auf den Rücken usw. zum Wirbelgleiten führen. Ein Wirbelgleiten kann zu Rückenschmerzen, Verkürzungen der Muskulatur und eingeschränkter Beweglichkeit führen.

Die Behandlung dieser Fehlstellung kann sich etwas schwieriger und langwieriger gestalten. Der verschobene Wirbel und sein Dornfortsatz sind kaum fassbar. Deshalb verschafft ihm der Therapeut zunächst Platz zum Herausrücken. Die Wirbel ober- und unterhalb der „Lücke" werden nach oben bzw. unten gedrückt (natürlich nur, während die Arme oder Beine pendeln). Danach versucht der Patient den Wirbel „herauszulocken", indem er mehrmals einen federnden Katzenbuckel macht.

Therapie
Ausgangsstellung Patient und Therapeut
Wie bei der Wirbelkorrektur. Der Therapeut steht zunächst links vom Patienten.

Ausführung
- Die Therapie entspricht weitgehend der Korrektur eines einzelnen Wirbels. Der Patient pendelt wie gewohnt.
- Dornfortsatz des Wirbels oberhalb des Lochs tasten und nach rechts oben drücken.
- Dornfortsatz des Wirbels unterhalb des Lochs tasten und nach rechts unten drücken.
- Die Seiten wechseln.
- Dornfortsatz des Wirbels oberhalb des Lochs tasten und nach links oben drücken.
- Dornfortsatz des Wirbels unterhalb des Lochs tasten und nach links unten drücken.
  Durch dieses nach oben bzw. nach unten Drücken bietet man dem nach innen verrutschten Wirbel Platz zum Herauskommen.
- Der Patient richtet sich auf. Nun nach vorne beugen und einen runden Rücken (Katzenbuckel) machen. Mit dem Oberkörper federn und auf und nieder wippen. Bei dieser Bewegung kann der Wirbel wieder in die Normalposition rutschen.
- Drücken und Katzenbuckel vier- bis fünfmal wiederholen.
- Eine Woche Behandlungspause. In dieser Zeit sollte der Patient täglich einmal einen Katzenbuckel machen und mit dem Oberkörper wippen. Hier kann auch mit einem Gymnastikball gearbeitet werden.
- Die komplette Behandlung einschließlich der Behandlungspause drei- bis viermal wiederholen.

Hinweis
Normalerweise kann man mit dieser Behandlung einen guten Erfolg erzielen. Wenn in absehbarer Zeit der Wirbel jedoch nicht seine natürliche Lage einnimmt, muss eine andere Therapieform in Erwägung gezogen werden.

Höcker am Übergang Hals-/Brustwirbelsäule
Bei manchen Patienten bildet sich im Bereich des siebten Halswirbels (C7) und des ersten Brustwirbels (Th1) ein Höcker. Die knochigen Strukturen stehen weit heraus und sind gut mit Bindegewebe gepolstert. Derartige Höcker

sind häufig die Folge einer chronischen Überlastung und Fehlhaltung. Die betroffenen Patienten, oft sind es Frauen, beugen den Kopf zu oft nach vorne. Das manchmal dicke Bindegewebepolster dient sozusagen als Schutz vor „den Schlägen des Lebens".

Therapie
Bei möglichst aufgerichteter Wirbelsäule wird senkrecht auf den Höcker gedrückt, einmal von links oben und dann von rechts oben. Der Daumen oder Handballen rutscht beim Drücken jedes Mal von C7 etwas nach unten.

Ausgangsstellung Patient und Therapeut
Der Therapeut steht links vom sitzenden Patienten. Der Patient sitzt möglichst aufrecht.

Ausführung
• Hautpartien gut einölen und massieren.
• Der linke Unterarm des Therapeuten umfasst den Patienten vorne oberhalb der Brust. Die linke Hand hält den Patienten an der rechten Schulter fest. Der linke Unterarm drückt fest an den Oberkörper (Brustbein) des Patienten.
• Der Patient pendelt mit seinem rechten Arm und hält den Kopf aufrecht.
• Den rechten Daumen oder besser den rechten Handballen oberhalb des Höckers ansetzen (etwa siebter Halswirbel) und unter festem Druck nach unten über den Höcker gleiten. Der Druck kommt also direkt von oben. Dabei ausatmen.
• Seite wechseln. Der Therapeut steht auf der rechten Seite des Patienten.
• Der rechte Unterarm des Therapeuten umfasst den Patienten vorne oberhalb der Brust. Die rechte Hand hält den Patienten an der linken Schulter fest. Der rechte Unterarm drückt fest an den Oberkörper (Brustbein) des Patienten.
• Der Patient pendelt mit seinem linken Arm und hält den Kopf aufrecht.
• Den linken Daumen bzw. den Handballen oberhalb des Höckers ansetzen und unter festem Druck nach unten über den Höcker gleiten.
• Behandlung im Abstand von jeweils einer Woche wiederholen. Die Anzahl der Behandlungen hängt von der Ausprägung des Höckers ab.

Hinweis
Die Behandlung führt unabhängig von einem sichtbaren Erfolg zu einer spürbaren Entlastung des Patienten. Er fühlt sich zunehmend freier, die Muskulatur entspannt sich. Mögliche Schulterschmerzen lösen sich auf.

Zusammenfassung

* Die Dorn-Therapie bietet eine Methode ohne Gefahren und Probleme für die Wirbelsäule. Auch größere Verschiebungen lassen sich meist beheben. Das Pendeln bringt den gesamten Muskelapparat und die Gelenke der Wirbelsäule in Bewegung. Diese Dynamik wird benötigt, um durch sanften Druck die Korrektur zu erreichen, indem der Schutzreflex der Muskulatur aufgehoben wird.
* Die Lendenwirbelsäule und die untere Brustwirbelsäule werden im Stehen untersucht. Die Korrektur erfolgt, während der Patient mit dem entgegengesetzten Bein pendelt.
* Die obere Brustwirbelsäule wird im Sitzen untersucht. In diesem Fall pendelt der Patient mit dem entgegengesetzten Arm oder mit beiden Armen gegenläufig.
* Untersuchung und Korrektur erfolgen an den Dornfortsätzen durch einen seitlichen, impulsartigen Druck mit dem Daumen. Verschobene Wirbel werden so wieder eingerichtet.
* Ein Wirbel kann seitlich versetzt liegen, sich um seine Achse drehen, ins Körperinnere rutschen oder zum Rücken hin (nach dorsal) vorstehen.
* Mit Hilfe der Dorn-Therapie lassen sich auch bei Skoliose, Rundrücken, Wirbelgleiten und Höckern beachtliche Erfolge erzielen.

Halswirbelsäule

Die Halswirbelsäule ist ein empfindlicher Bereich. Viele Therapeuten wagen sich kaum an diese Zone, aus Angst, „man könnte etwas kaputt machen". Aber auch hier gilt: Wenn die Grundregeln der Dorn-Therapie eingehalten werden, kann nichts passieren. Der therapeutische Erfolg ist hier groß. Ein erfahrener Dorn-Therapeut betrachtet die Halswirbelsäule nicht als Hindernis.

Zu beachten ist die psychische/seelische Belastung des Patienten. Der Hals vermittelt zwischen Kopf und Körper, zwischen Intellekt und Gefühl. Bei sensiblen Menschen kann es zu emotionalen Ausbrüchen kommen. Darauf sollte der Therapeut vorbereitet sein und keine Angst bekommen. Wenn dadurch versteckte Probleme sichtbar werden und der Patient sie angeht, steht einem dauerhaften Therapieerfolg nichts mehr im Wege.

Untersuchung der Halswirbel

Die Untersuchung gestaltet sich anders als die der Brust- oder Lendenwirbel. Die meisten Dornfortsätze sind klein und unter der oft sehr starken Halsmuskulatur kaum zu finden. Deshalb sucht der Dorn-Therapeut die Querfortsätze und korrigiert, indem er auf diese Fortsätze drückt. Je nach Patient lassen sich die Querfortsätze von C5–C7 nur schwer oder gar nicht tasten. Untersuchung und Korrektur erfolgen dann an den Dornfortsätzen, die bei vorgebeugtem Kopf meist gut zu tasten sind.

Der Therapeut beginnt am besten mit der Feststellung und Korrektur grober Wirbelfehlstellungen in der anatomischen Rille zwischen Dorn- und Querfortsätzen. Kleinere Abweichungen von der Normalstellung können anschließend über die Querfortsätze festgestellt und behoben werden. Man fängt dabei jeweils am obersten Halswirbel, dem Atlas, an zu tasten und gleitet dann über den zweiten und dritten Halswirbel nach unten.

Der siebte Halswirbel (C7) steht deutlich hervor, wenn der Patient seinen Kopf nach vorne beugt, man nennt ihn daher auch den „Prominenten". Der Wirbel stellt die Verbindung zwischen Körper und Kopf her. Eine Fehlstellung bzw. Blockade des siebten Halswirbels kann Probleme allgemeiner Natur hervorrufen, z.B. Depressionen, Schilddrüsenerkrankungen, Kopfschmerzen, Augen- oder Ohrenprobleme und ähnliches (siehe S. 37).

Hinweise zum Abzählen der Halswirbel finden sich auf S. 110f.

Untersuchung der Halswirbel in der anatomischen Rille
Der Therapeut beginnt mit der Untersuchung der Halswirbel in der anatomischen Rille und prüft so, ob grobe Wirbelfehlstellungen vorliegen. Er tastet z.B. mit Daumen und Mittelfinger einer Hand die anatomische Rille zwischen Dorn- und Querfortsätzen ab. Welche Finger geeignet sind, entscheidet der Therapeut selbst. Bei der folgenden Beschreibung liegt die linke Hand des Therapeuten an der Stirn des Patienten, während die rechte Hand die Halswirbelsäule untersucht. Manche Therapeuten, insbesondere wenn sie Linkshänder sind, bevorzugen die entgegengesetzte Variante (rechte Hand an der Stirn, linke Hand an der Halswirbelsäule).

Ausgangsstellung Patient und Therapeut
Der Patient sitzt aufrecht mit erhobenem Kopf, der Therapeut steht hinter ihm.

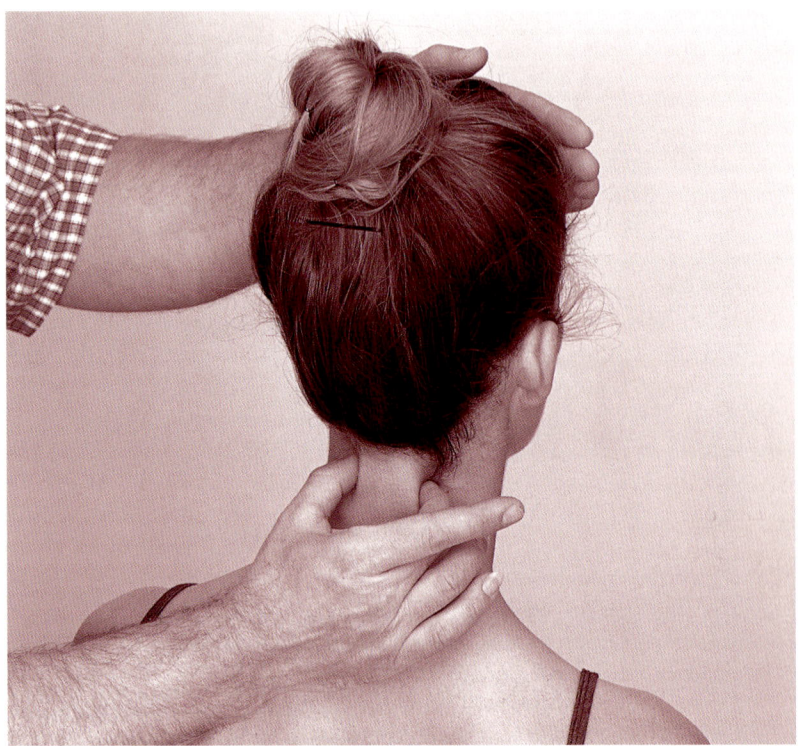

Abb. 26: Untersuchung der Halswirbel in der anatomischen Rille

Ausführung
- Linke Hand auf die Stirn des Patienten legen.
- Mit Daumen und Mittelfinger der rechten Hand auf gleicher Höhe in die beiden rechts und links am seitlichen Hals liegenden anatomischen Rillen hineinfühlen.
- Mit den Beeren beider Finger symmetrisch die Halswirbel in der anatomischen Rille von unten nach oben tasten. Auf Abweichungen, Asymmetrien und Widerstände achten. Sind ein oder mehrere Wirbel auf einer Seite deutlicher zu spüren? Sind Ausdellungen oder Verdickungen der Knochen zu spüren?
- Gegebenenfalls mit der linken Hand den Patienten an der Stirn halten und dessen Kopf leicht hin- und herdrehen. In der Bewegung lassen sich die Wirbel gut von den Sehnen und Muskeln unterscheiden.

Hinweis
Die Korrektur in der anatomischen Rille (siehe S. 133) erfolgt unmittelbar im Anschluss an die Untersuchung.

Untersuchung der Halswirbel über die Querfortsätze

Ausgangsstellung Patient
Der Patient sitzt aufrecht mit erhobenem Kopf.

Ausgangsstellung Therapeut
Der Therapeut steht hinter dem Patienten.

Ausführung
Atlas:
* Mit den Kuppen der Mittelfinger oder Zeigefinger beider Hände auf bei-den Seiten gleichzeitig den Querfortsatz des Atlas tasten. Man findet ihn knapp unter dem Ohr in dem Spalt zwischen Schädel und Unterkiefer. Zum besseren Vergleich zwischen rechts und links die Kuppen der Zeige-finger auf den nahe gelegenen Schädelansatz (Processus mastoideus) legen. Der Atlas ist besser zu spüren, wenn der Patient das Kinn nach vorne schiebt. Dabei wird der Spalt zwischen Schädel und Unterkiefer breiter.
* Auf Symmetrie/Asymmetrie und unterschiedliche Empfindlichkeit der Atlas-Querfortsätze achten. Ungleichheiten deuten auf Verschiebungen des Wirbels hin.

Zweiter Halswirbel (Axis):
* Mit den Mittelfingern in der gleichen Linie etwas weiter halsabwärts tasten, aber noch in Nähe der Ohren bleiben. Hier liegen die Querfortsät-ze des zweiten Halswirbels. Den Halsmuskelstrang nach vorne schieben.
* Symmetrie der beiden Querfortsätze vergleichen, auf Ungleichheiten ach-ten.

Weitere Halswirbel:
* Mit den Fingerbeeren der Zeige- und Mittelfinger gleichzeitig auf beiden Seiten weiter den Hals an den Querfortsätzen hinabtasten. Dabei auf Abweichungen zwischen rechts und links oder leichte Ausbeulungen ach-ten. Die suchenden Finger bewegen sich dabei leicht vor und zurück, um auf den Querfortsätzen zu bleiben.

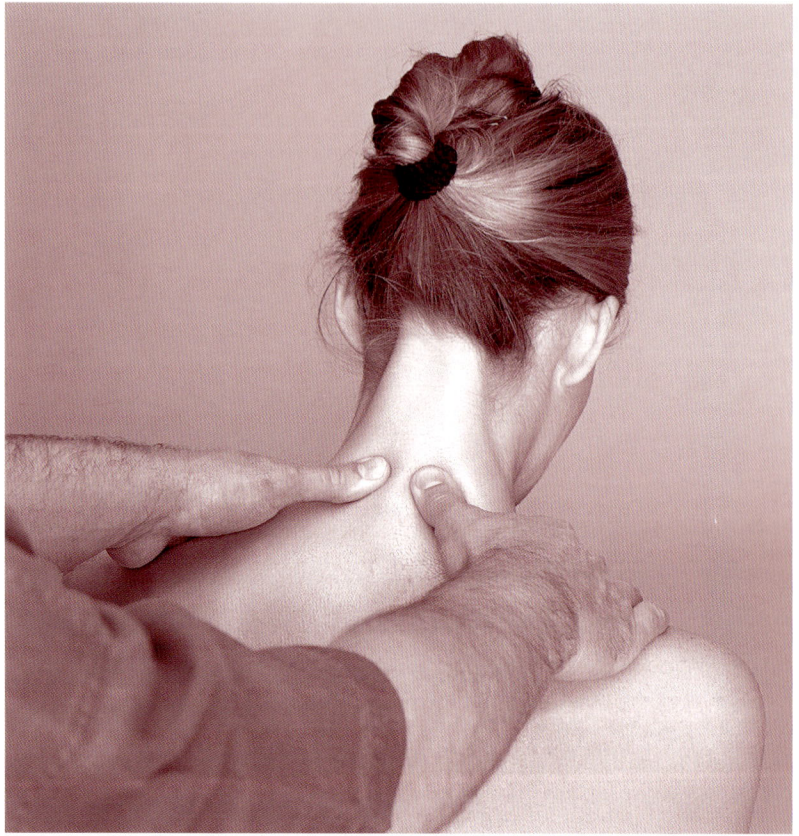

Abb. 27: Untersuchung der Halswirbel an den Dornfortsätzen

- Die Wirbel C6 und C7 werden meist über die Dornfortsätze getastet (Abb. 27).
- Die Halswirbel werden gleich nach der Befunderhebung korrigiert. Spürt der Therapeut auf der rechten Halsseite einen Querfortsatz deutlicher als auf der linken Seite, dann beginnt er mit der Korrektur (siehe S. 131).

Befund
Die Befunderhebung an der Halswirbelsäule erfolgt durch das Tasten der seitlichen Querfortsätze oder durch das Tasten in der anatomischen Rille. Mit den Mittelfingern vergleicht der Therapeut Abweichungen der Symmetrie, Widerstände und Druckempfindlichkeit. Damit kann er Fehlstellungen gut

erkennen. Halswirbel sind meist zur Seite hin verschoben. Bestimmte Beschwerden weisen ebenfalls auf Verschiebungen einzelner Halswirbel hin. So kann sich eine Fehlstellung des sechsten Halswirbels (C6) in ziehenden Schulterschmerzen äußern. Blockaden an C3 und C4 können dagegen mit einem Tinnitus einhergehen (siehe S. 36f.).

Korrektur der Halswirbel

Die Halswirbel lassen sich ebenso wie die Brust- und die Lendenwirbel mit Hilfe der Dorn-Therapie wieder einrichten. Allerdings können Untersuchung und Therapie im empfindlichen Halsbereich durchaus schmerzen. Doch sobald der Therapeut seine Hände wegnimmt, hört der Schmerz auf.

Korrektur des Atlas durch drei Handbewegungen
Da der erste Halswirbel oder Atlas sehr empfindlich und seine Korrektur entsprechend schmerzhaft ist, sollte er nur dann korrigiert werden, wenn die Druckpunkte schmerzen oder der Patient unter Beschwerden leidet, die eine Korrektur tatsächlich notwendig machen. Atlas-Verschiebungen können viele Erkrankungen verursachen, z.B. Kopfschmerzen oder Migräne, Bluthochdruck, chronische Müdigkeit und Probleme im Stirnbereich.

Bei der Korrektur des Atlas macht der Therapeut drei Handbewegungen gleichzeitig: Drehen des Kopfes, sanftes Hochheben des Kopfes und seitlicher Druck auf den Querfortsatz des ersten Halswirbels.

Dazu umfasst der Therapeut mit der rechten Hand das Kinn des Patienten und die linke Hand hält das Hinterhaupt. Der Therapeut tastet nun entweder mit dem linken Daumen oder mit dem linken Mittelfinger den zu korrigierenden Querfortsatz. Für die Korrektur am rechten Querfortsatz nimmt der Therapeut den Daumen. Soll auf den linken Querfortsatz Druck ausgeübt werden, benutzt er den Mittelfinger. Wenn der Therapeut den Querfortsatz sicher ertastet hat, dreht er den Kopf des Patienten mit beiden Händen langsam hin und her (Nein-Bewegung) und zieht ihn zugleich und gleichmäßig sanft mit beiden Händen in einer leichten Schraubbewegung nach oben. Der Kopf sollte dabei keine Kippbewegung machen. Dabei drückt der Therapeut mit seinem Finger seitlich auf den entsprechenden Querfortsatz des Halswirbels. Da Korrekturen in diesem Bereich oft recht schmerzhaft sind, wird nur kurz ein sanfter, zunächst ansteigender, dann abklingender Druck ausgeübt und dieser mehrmals wiederholt.

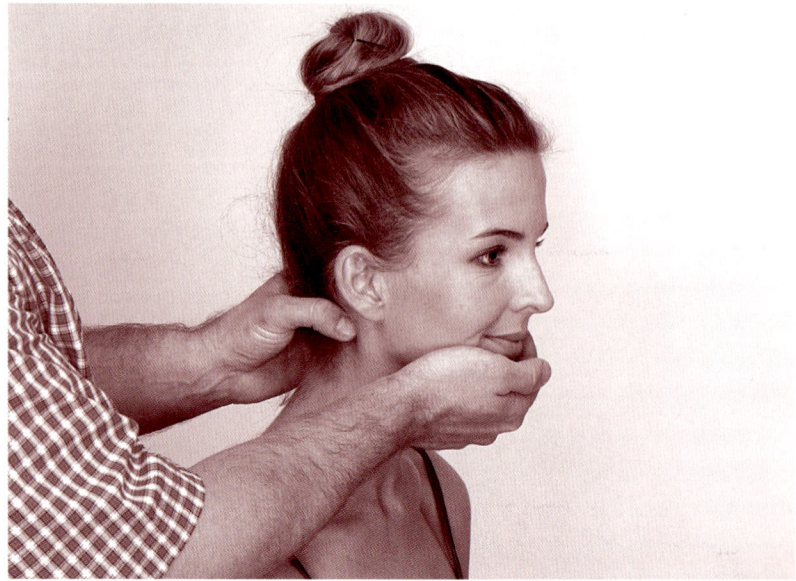

Abb. 28: Korrektur des Atlas am rechten Querfortsatz

Korrektur des Atlas am rechten Querfortsatz

Ausgangsstellung Patient und Therapeut
Der Patient sitzt mit hoch erhobenem Kopf, der Therapeut steht rechts neben ihm (Abb. 28).

Ausführung
- Mit Daumen und Mittelfinger der linken Hand die Querfortsätze des Atlas tasten.
- Den linken Daumen auf den rechten Querfortsatz legen. Die restliche linke Hand fasst locker um das Hinterhaupt.
- Die rechte Hand hält den Patienten am Kinn.
- Die zwei folgenden Bewegungen werden gleichzeitig ausgeführt: Die rechte Hand dreht das Kinn zur Seite hin und her, die linke Hand hält das Hinterhaupt. Das ist die Pendelbewegung („Nein, nein"). Beide Hände heben den Kopf dabei etwas hoch.
- Einen guten Pendelrhythmus halten. Mit dem linken Daumen die Bewegungen des Querfortsatzes verfolgen.

- Der Daumen drückt mit ansteigendem und abklingendem Druck waage-recht auf den rechten Atlas-Querfortsatz. Beim Drücken ausatmen.
- Bewegungen mehrmals wiederholen, dabei den Druck erhöhen.
- Hals ausstreichen. Mit beiden Händen von den Ohren bis über die Schultern streichen.
- Lage des Atlas an den Querfortsätzen kontrollieren.
- Die Bewegungen bis zu viermal wiederholen.

Korrektur des Atlas am linken Querfortsatz

Der Ablauf entspricht der Korrektur am rechten Querfortsatz, wobei diesmal der Druck mit dem Mittelfinger statt mit dem Daumen ausgeübt wird. Der linke Mittelfinger liegt auf dem Querfortsatz, die linke Hand umfasst das Hinterhaupt. Die rechte Hand hält den Patienten weiter am Kinn und führt die Nein-Bewegung durch. Kopf etwas hoch heben (Schraubbewegung) und mit dem linken Mittel- oder Zeigefinger waagerecht auf den Querfortsatz drücken. Beim Ausatmen den Druck allmählich erhöhen. Ausstreichen und kontrollieren.

Wenn der Therapeut den Druck lieber mit der rechten Hand ausübt, kann er sich auch auf die linke Seite des Patienten stellen, das Kinn mit der linken Hand halten und die Korrekturen entsprechend mit der rechten Hand durchführen.

Korrektur der weiteren Halswirbel in der anatomischen Rille

Wie schon bei der Untersuchung kann der Therapeut zwischen zwei Vorgehensweisen wählen. Entweder er tastet mit beiden Mittelfingern gleichzeitig rechts und links die Querfortsätze der Halswirbel oder er tastet mit Daumen und Mittelfinger der linken Hand die Halswirbel in der anatomischen Rille ab, während die rechte Hand an der Stirn liegt. Die Korrektur wird dann mit Daumen oder Mittelfinger ausgeführt. Bei der ersten Methode findet der Therapeut auch kleinste Abweichungen von der Ideallage. Bei der zweiten Methode, der Untersuchung in der anatomischen Rille, spürt der Therapeut nur die groben, also stärkeren Abweichungen. Bei massiven Halsproblemen findet man hier schnell die Ursache. Die Therapie in der anatomischen Rille ist auch dann von Bedeutung, wenn die Querfortsätze nicht getastet werden können (insbesondere C7).

Die Korrektur der Halswirbel in der anatomischen Rille erfolgt unmittelbar nach der Befunderhebung. Wenn der Therapeut Abweichungen von der Ideallage feststellt, behandelt er diese Stellen sofort. Er lässt seine Hände in der Stellung und drückt mit dem Daumen bzw. dem Mittelfinger – je nachdem ob die Halswirbel nach rechts oder links verschoben sind.

Ausgangsstellung Patient und Therapeut
Der Patient sitzt aufrecht mit erhobenem Kopf, der Therapeut steht rechts neben ihm.

Ausführung
- Linke Hand um den Nacken des Patienten legen.
- Daumen und Mittelfinger rechts und links in gleicher Höhe in die beiden seitlich am Hals liegenden anatomischen Rillen legen. Mit den Fingerbeeren die Abweichungen tasten.
- Die rechte Hand fasst den Patienten an der Stirn und dreht dessen Kopf leicht hin und her.
- Wenn die Bewegung gut zu spüren ist, mit dem Daumen (bei Verschiebung nach rechts) oder mit dem Mittelfinger (bei Verschiebung nach links) waagerecht zur Mitte hin drücken. Der Kopf des Patienten muss weiter hin und her gedreht werden (Nein-Bewegung).
- Ausmassieren.
- Stellung der Wirbel kontrollieren.

Hinweise
- Statt der Mittelfinger kann man auch die Zeigefinger zur Untersuchung und Korrektur an den Querfortsätzen einsetzen. Für die Untersuchung und Korrektur in der anatomischen Rille kann man auch beide Mittelfinger benutzen. Die Position der Hände kann ebenfalls getauscht werden (Korrektur mit linker Hand an der Stirn, rechter Hand im Nacken). Hier wird jeder Therapeut seine eigenen Vorlieben entwickeln.
- Die Korrektur am Querfortsatz ist eher fein, die Korrektur in der Rille eher grob. Wenn die Querfortsätze nicht tastbar sind (insbesondere bei den unteren Halswirbeln), erfolgt die Korrektur in der anatomischen Rille.

Korrektur der weiteren Halswirbel am rechten Querfortsatz

Ausgangsstellung Patient und Therapeut
Der Patient sitzt mit hoch erhobenem Kopf, der Therapeut steht rechts neben ihm.

Ausführung
- An der rechten Seite des Halses nach dem Querfortsatz des zu korrigierenden Wirbels suchen.
- Den linken Daumen auf den Querfortsatz legen. Die linke Hand fasst locker ums Hinterhaupt oder liegt auf dem Nacken-/Schulterbereich.

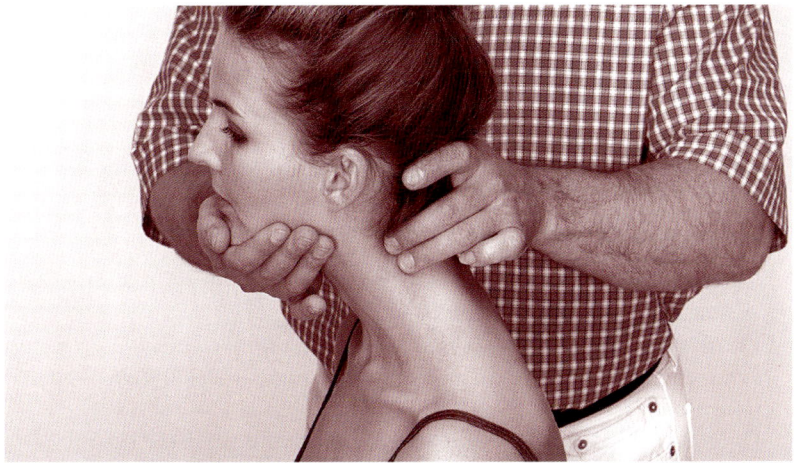

Abb. 29: Korrektur der Halswirbel am Querfortsatz

- Die rechte Hand hält den Patienten am Kinn und pendelt dessen Kopf hin und her (Nein-Bewegung).
  Achtung: Bei der Korrektur der Halswirbel C2–C7 ist es nicht nötig, den Kopf anzuheben und so eine Schraubbewegung auszuführen. Das gilt nur beim Atlas. Bei den anderen Halswirbeln reicht das einfache Pendeln mit dem Kopf.
- Wenn die Bewegungen des Querfortsatzes rechts deutlich zu spüren sind, mit dem Daumen waagerecht zur Mitte hin drücken. Den Druck langsam erhöhen und abklingen lassen. Während des Drückens ausatmen.
- Mehrmals drücken, dabei den Druck erhöhen.
- Hals ausstreichen.
- Lage des Querfortsatzes kontrollieren.
- Gegebenenfalls die Korrektur wiederholen.

Hinweise
- Es darf nur beim Pendeln des Kopfes (Nein-Bewegung) gedrückt werden! Daher beginnt man erst mit dem Pendeln, dann setzt man mit dem Drücken ein. Entsprechend auch zuerst den Druck beenden, dann mit dem Pendeln aufhören.
- Die Querfortsätze von C7 – und je nach Patient auch von C6 – sind nicht tastbar. Dementsprechend erfolgt in diesen Fällen die Untersuchung und Korrektur der Wirbel in der anatomischen Rille.

Korrektur der weiteren Halswirbel am linken Querfortsatz
Die Griffe gleichen denen der Korrektur am rechten Querfortsatz. Allerdings drückt hier nicht der Daumen, sondern der Mittelfinger.

Ausgangsstellung Patient und Therapeut
Wie oben (Abb. 29).

Ausführung
- Unter den festen Strukturen an der Seite des Halses den Querfortsatz des zu korrigierenden Wirbels ertasten.
- Den linken Mittelfinger auf den linken Querfortsatz legen. Der rechte Daumen fasst locker ums Hinterhaupt oder liegt auf dem Nacken-/Schulterbereich.
- Die rechte Hand hält den Patienten am Kinn und pendelt dessen Kopf.
- Wenn die Bewegungen des Querfortsatzes deutlich zu spüren sind, mit dem Mittelfinger waagerecht zur Mitte hin drücken. Dabei ausatmen.
- Mehrmals drücken, dabei den Druck erhöhen.
- Hals ausstreichen.
- Lage des Querfortsatzes kontrollieren und gegebenenfalls die Behandlung wiederholen.

Hinweise
- Hartnäckige Fälle lässt man etwa nach fünfmaligem Drücken unkorrigiert und wiederholt nach einer einwöchigen Behandlungspause die Therapie nochmals. Meist ist dann die Muskulatur weicher und die Therapie führt zum Erfolg.
- Der Vorgang klingt ziemlich kompliziert, doch einmal in einem Seminar gelernt und erprobt, wird sich der Therapeut bald sicher fühlen. Wichtig ist hier ein besonders einfühlsames, sanftes Arbeiten.
- Der Patient kann auch selbst die Nein-Bewegung machen. Der Therapeut drückt dann nur gegen den Querfortsatz. Nachteil dieser Methode ist jedoch, dass die Halsmuskulatur angespannter ist und man den Querfortsatz schlechter findet. Außerdem hört der Patient häufig auf zu pendeln, wenn es schmerzt.

Kontrolle der Halswirbelsäule
Der Therapeut steht hinter dem Patienten und legt beide Hände auf dessen Schultern. Der Patient dreht seinen Kopf so weit wie möglich nach links und rechts zur Seite. Die Behandlung ist beendet, wenn die Wirbel gerade über-

einander stehen. Der Therapeut prüft, ob das Kinn auf beiden Seiten gleich-nah an die Schulter heran gedreht werden kann. Im Idealfall steht der Kopf auf beiden Seiten parallel zur Schulter, ohne dass dabei Schmerzen auftreten.

Hinweise

- Wenn der Patient zusammenzuckt oder der Behandlung offensichtlich ausweicht, hört der Therapeut sofort auf zu drücken. Die Dorn-Therapie respektiert den natürlichen Widerstand des Patienten und versucht nicht, ihn zu überwinden.
- Das Ausstreichen nach unten lockert die Muskulatur des Patienten und entspannt die Hände des Therapeuten. Häufig wiederholen.
- Patienten, die öfter verschobene Halswirbel haben, schlafen möglicher-weise in einer ungünstigen Position. In der Bauchlage dreht der Schläfer den Kopf zur Seite, was eine Wirbelverschiebung beim Schlafen begüns-tigt. Ähnlich wirkt sich das Aufstützen des Kopfes mit der Hand, z.B. beim Liegen auf einem Sofa, aus. Beim Einschlafen entspannen sich die Muskeln. Die Wirbel können verschoben werden.
- Die Therapie im Halsbereich erfordert einige therapeutische Erfahrung. Anfänger korrigieren nicht selten auf der falschen Seite. Tipp: Wenn sich die Beschwerden nicht bessern, die andere Seite korrigieren.
- Schiefhals: Die Therapieerfolge sind unbefriedigend. Tiefere Ursachen suchen!

Zusammenfassung

- Wenn die Grundregeln der Dorn-Therapie eingehalten werden, ist die Korrektur der Halswirbel ungefährlich.
- Die oberen Halswirbel werden über die Querfortsätze getastet und kor-rigiert. Bei der Pendelbewegung macht der Kopf die Nein-Bewegung.
- Alternativ können die Halswirbel durch Druck in der anatomischen Rille korrigiert werden. Diese Methode ist etwas gröber und daher nur für stärker ausgeprägte Wirbelfehlstellungen geeignet. Sie ist insbesonde-re für die unteren Halswirbel von Bedeutung, da hier die Querfortsätze schlecht oder gar nicht tastbar sind.
- Die Therapie der Halswirbel ist aufgrund der höheren Empfindlichkeit dieser Region schmerzhaft. Der Schmerz hört aber auf, wenn der Thera-peut seine Hände wegnimmt.

Obere Extremitäten

Grundsätzlich kann jedes Gelenk subluxieren und mit Hilfe der Dorn-Therapie wieder eingerichtet werden. Für die Gelenkkorrektur gilt der Ablauf:
- (1) Das Gelenk aus der natürlichen Lage in die 90°-Position bringen.
- (2) Die Hände des Therapeuten halten das Gelenk von beiden Seiten.
- (3) Das Gelenk unter Druck der beiden Hände wieder in die natürliche Lage strecken.

Nach diesem Prinzip erfolgt die Therapie der Schulter-, Ellenbogen- und Handgelenke sowie aller Fingergelenke.

Korrektur des Schultergelenks

Der Therapeut muss bei Bewegungseinschränkungen des Armes oder bei Schmerzen in der Schulter, im Schultergelenk und im Oberarm auch eine Subluxation des Schultergelenks vermuten. Zwar gehen viele Schmerzen auf Verschiebungen einzelner Wirbel zurück, aber eine Mitwirkung des Schultergelenks lässt sich erst durch eine vollständige Korrektur ausschließen.

Eine Korrektur des Schultergelenks ist angezeigt, wenn
- die Brustwirbel eingerichtet sind (insbesondere Th1),
- die Halswirbel eingerichtet sind (insbesondere C5) und
- der Patient weiterhin über Schmerzen bzw. Bewegungseinschränkungen klagt.

Korrektur des rechten Schultergelenks

Ausgangsstellung Patient
Der Patient sitzt auf einem Stuhl oder besser einem Hocker. Er sollte sich nicht anlehnen.

Ausgangsstellung Therapeut
Der Therapeut steht rechts hinter dem Patienten.

Ausführung
- Die linke Hand des Therapeuten hält die rechte Schulter des Patienten.
- Die rechte Hand des Therapeuten fasst den rechten Unterarm knapp unter dem Ellenbogen und hebt ihn zusammen mit dem Oberarm in die

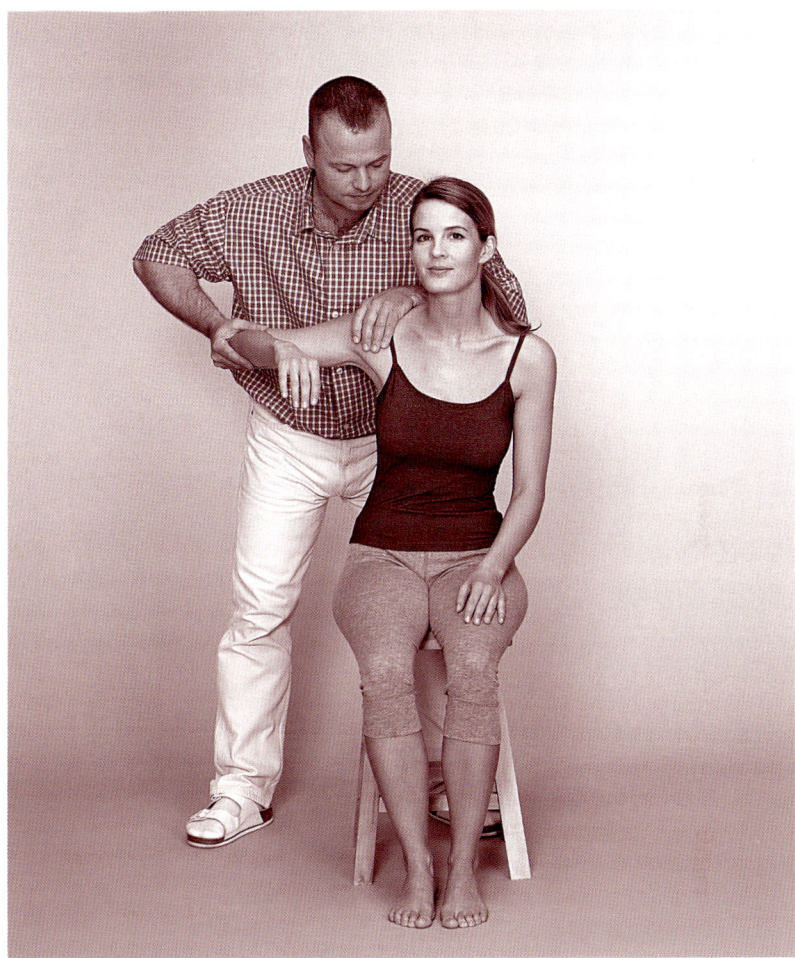

Abb. 30: Korrektur des Schultergelenks

Höhe. Der Oberarm des Patienten sollte etwa waagerecht liegen und zum Körper einen rechten Winkel bilden. Dann nämlich ist das Schultergelenk um 90° angewinkelt. Wenn das Schultergelenk vorher blockiert oder die Schmerzen zunehmen, sollte man den Arm um weniger als 90° anwinkeln.

• Die linke Hand des Therapeuten drückt in Richtung Oberarm auf das Schultergelenk.

- Die rechte Hand des Therapeuten drückt den Oberarm am Ellenbogen in Richtung Schultergelenk zum Körper hin.
- Unter gleich bleibendem Druck beider Hände den Oberarm des Patienten langsam an den Körper zurückführen. Dabei ausatmen.
- Schulter und Arm ausstreichen.
- Die Bewegung mehrmals wiederholen und jeweils den Druck erhöhen.

Korrektur des linken Schultergelenks

Ausgangsstellung Patient
Wie bei der Korrektur des rechten Schultergelenks.

Ausgangsstellung Therapeut
Der Therapeut steht als Rechtshänder links vor dem Patienten.

Ausführung
- Die linke Hand des Therapeuten hält die linke Schulter des Patienten.
- Die rechte Hand des Therapeuten fasst den linken Unterarm knapp unter dem Ellenbogen und hebt ihn zusammen mit dem Oberarm in die Höhe. Das Schultergelenk wird im Idealfall um 90° angewinkelt, ansonsten so weit, wie es problemlos möglich ist.
- Die linke Hand des Therapeuten drückt in Richtung Oberarm auf das Schultergelenk.
- Die rechte Hand des Therapeuten drückt den Oberarm am Ellenbogen in Richtung Schultergelenk zum Körper hin.
- Unter gleich bleibendem Druck beider Hände den Oberarm des Patienten langsam an den Körper zurückführen. Dabei ausatmen.
- Schulter und Arm ausstreichen.
- Die Bewegung mehrmals wiederholen und jedes Mal den Druck erhöhen.

Hinweise
- Bei einem blockierten oder schmerzenden Schultergelenk wird der Arm nur so hoch gehoben, wie es leicht, das heißt ohne Widerstand oder zusätzlichen Schmerz des Patienten, geht. Nicht über die Schmerzgrenze gehen.
- Um einen optimalen Druck ausüben zu können, sollte die kräftigere Hand des Therapeuten immer am Unterarm in der Nähe des Ellenbogens liegen. Linkshänder halten mit der rechten Hand das Schultergelenk und bewegen mit der linken Hand den Oberarm des Patienten. Bei der Korrektur

des linken Schultergelenks stehen sie hinter dem Patienten, bei der Korrektur des rechten Schultergelenks vor dem Patienten.

Korrektur des Ellenbogengelenks

Die Korrektur des Ellenbogengelenks ist angezeigt bei einem so genannten Tennisarm, Schmerzen beim Handdrehen und ähnlichen Beschwerden. Sie deuten auf ein subluxiertes Ellenbogengelenk hin.

Im Folgenden wird die Korrektur des rechten Ellenbogengelenks beschrieben.

Ausgangsstellung Patient
Der Patient sitzt auf einem Stuhl oder Hocker.

Ausgangsstellung Therapeut
Der Therapeut steht rechts hinter dem Patienten.

Ausführung
- Die linke Hand des Therapeuten hält den rechten Oberarm des Patienten etwas über dem Ellenbogengelenk (Abb. 31).
- Die rechte Hand hält den Unterarm unterhalb des Ellenbogengelenks und winkelt dieses um 90° an. Ober- und Unterarm des Patienten stehen also in einem rechten Winkel zueinander.
- Beide Hände drücken gegeneinander und bringen unter gleich bleibendem Druck den Arm in eine Gerade (Streckung). Dabei ausatmen.
- Arm ausstreichen.
- Die Bewegung drei- bis viermal wiederholen.

Hinweise
- Vorsicht beim Anfassen und Drücken des Armes. Der Daumen sollte keine blauen Flecken hinterlassen. Der Therapeut sollte den Arm möglichst großflächig anfassen, damit seine Finger nicht so tief ins Gewebe eindringen.
- Der Patient lässt den Arm locker; er hilft bei der Bewegung nicht mit.

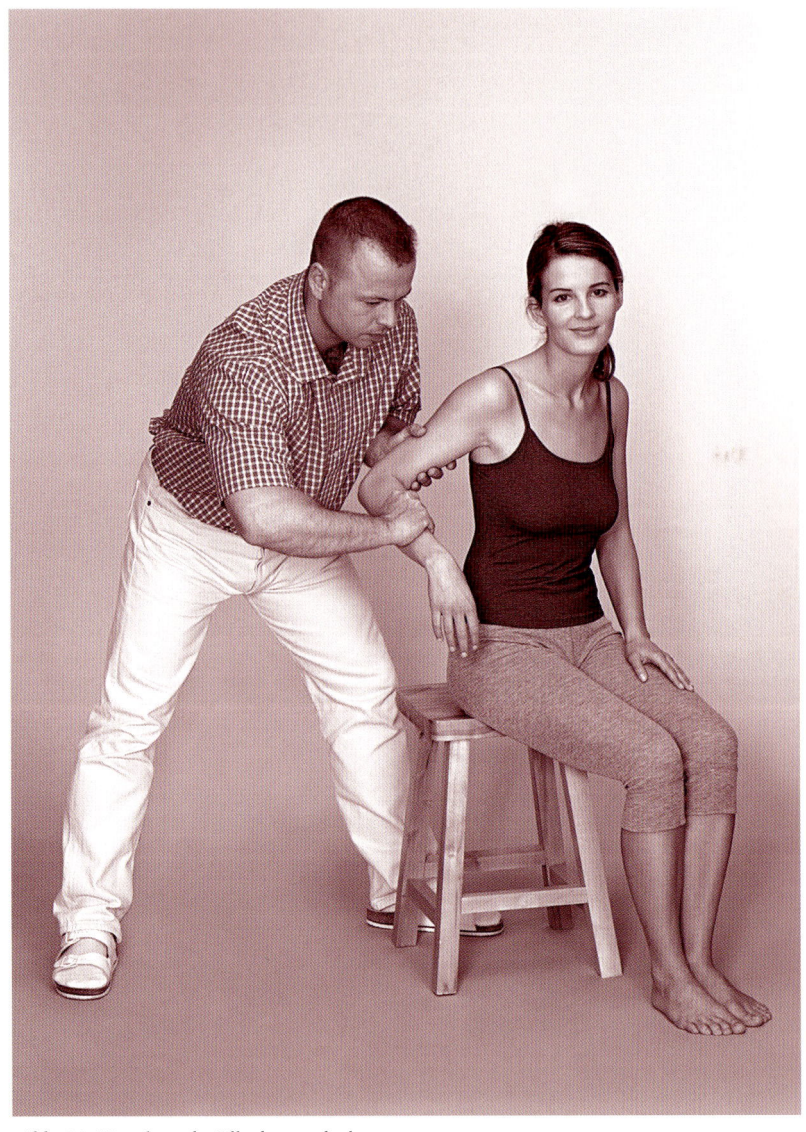

Abb. 31: Korrektur des Ellenbogengelenks

Korrektur des Handgelenks

Eine Überlastung der Hand kann Schmerzen im Handgelenk verursachen. Die Korrektur nach Dorn bringt die beteiligten Arm- und Handknochen wieder in die richtige Stellung.

Ausgangsstellung Patient und Therapeut
Der Patient sitzt, der Therapeut steht neben dem Patienten.

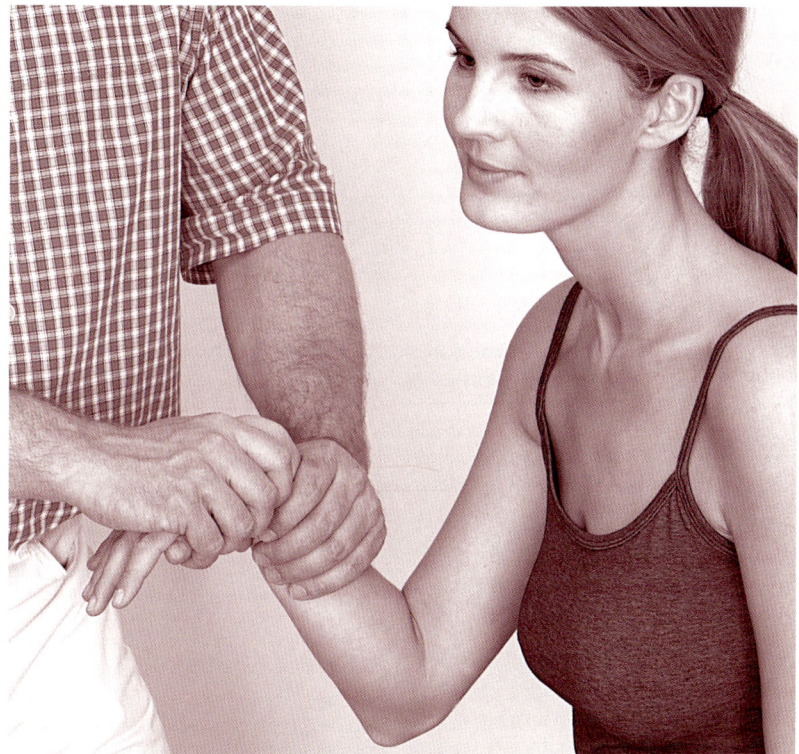

Abb. 32: Korrektur des Handgelenks

Ausführung
• Die linke Hand des Therapeuten hält den Unterarm des Patienten knapp über dem rechten Handgelenk.

- Die rechte Hand des Therapeuten hält die Hand des Patienten und winkelt sie soweit es leicht geht (in der Regel ca. 90°) nach unten ab. Die Handfläche steht etwa im rechten Winkel zum Unterarm.
- Beide Hände aufeinander zu drücken und unter gleich bleibendem Druck die Hand des Patienten wieder strecken. Dabei ausatmen. Nicht über die Gerade hinaus gehen.
- Die Bewegung drei- bis viermal wiederholen.
- Die Korrektur der linken Hand erfolgt entsprechend. Der Therapeut steht nun vor dem Patienten. Beim Linkshänder umgekehrt.

Korrektur der Fingergelenke

Alle Fingergelenke lassen sich nach dem gleichen Prinzip wie das Schulter-, Ellenbogen- und Handgelenk einrichten. Die Korrektur ist angezeigt bei Schmerzen in den Fingern, Kraftlosigkeit der Hände, Arthrose oder Gicht (außer im akuten Anfall) in den Händen.

Ausführung
- Entsprechendes Fingergelenk um ca. 90° abwinkeln und unter Druck wieder gerade strecken.

Zusammenfassung
- Schulter-, Ellenbogen-, Hand-, Finger- und Zehengelenke lassen sich mit der Dorn-Therapie wieder einrichten.
- Die Korrektur erfolgt stets nach dem gleichen Schema: Gelenk um ca. 90° anwinkeln, Hände beidseitig vom jeweiligen Gelenk anordnen und dieses unter Druck wieder strecken.

Schlüsselbein

Der Schultergürtel ist im Vergleich zum Beckengürtel sehr instabil. Das Schlüsselbein ist eine junge Entwicklung in der Evolution und für den aufrechten Gang von Bedeutung, denn es drückt den Schultergürtel nach hinten und stabilisiert ihn. Menschen ohne Schlüsselbein können ihre Schultern

vorne fast zusammendrücken. Kinder kommen mit einem bindegewebsähn-
lichen Band zur Welt, das erst mit der Zeit zum Schlüsselbein verknöchert.
Die komplizierte Rücken- und Brustmuskulatur bringt das Schlüsselbein und
damit auch die beiden Gelenke (Sternoklavikulargelenk und Akromioklavikulargelenk; siehe S. 62) unter eine hohe Spannung.

Ursachen einer Subluxation

Die Schlüsselbeine sind mit dem Brustbein durch ein funktionelles Kugelgelenk und eine Knorpelscheibe verbunden. Die Schlüsselbeine laufen leicht S-
förmig gekrümmt zum Akromioklavikulargelenk und sind außerdem durch
starke Bänder mit dem Schulterblatt verbunden. Eine Subluxation tritt
wegen der hohen Spannungen fast nur am Kugelgelenk zum Brustbein auf.

Mögliche Ursachen einer Subluxation:

*   Schilddrüsenoperation: Hier kann es vorkommen, dass der Kopf des Pa-
    tienten nach hinten überdehnt werden muss, um das Operationsfeld frei
    zu legen. Dabei kann das Brustbein-Schlüsselbein-Gelenk subluxieren.
*   Autounfall: Bei einem Aufprall ist die eine Körperhälfte durch den Sicher-
    heitsgurt fixiert; die andere Körperhälfte wird mehr oder weniger stark
    nach vorne geschleudert. Dabei kann das Schlüsselbein aus seinem Gelenk
    rutschen.
*   Schlüsselbeinbruch durch Unfall und fehlerhaftes Zusammenwachsen der
    Bruchstelle. Dadurch kann das Schlüsselbein seine Funktion nicht mehr
    gut erfüllen.
*   Ständige Fehlhaltung durch vorgebeugte Schultern und falsches Sitzen,
    z.B. bei Schulkindern; Rundrücken wie bei Morbus Scheuermann.
*   Tennisspielen

Folgen einer Schlüsselbeinsubluxation

Im Fall einer Schlüsselbeinsubluxation kann das Schlüsselbein die Schulter nicht
mehr richtig zum Brustbein hin abstützen. Das verursacht eine Unausgegli-
chenheit zwischen der Rücken- und Brustmuskulatur. Meistens werden dabei
der 6. und 7. Brustwirbel (Th6/Th7) beeinträchtigt. Da dies die „Magenwirbel" sind, kommt es häufig zu chronischen Magenproblemen. Auch die Halswirbel C6 und C7 können betroffen sein. Erstmals wurden diese Zusammenhänge von Heilpraktiker Klaus D. Weber aus Rosbach beschrieben.
    Der Zusammenhang zwischen Schlüsselbein und Magen erklärt sich über
den Magenmeridian (siehe S. 43f.), der ca. 5 cm entlang des Schlüsselbeins zieht.
Eine Subluxation des Brustbein-Schlüsselbein-Gelenks führt zur Blockade

des Magenmeridians und damit zu Magenproblemen. Die Umkehrrichtung ist auch möglich. Ständige Magenprobleme (z.B. psychisch bedingte) können zur Subluxation der Brustbein-Schlüsselbein-Gelenke führen.

Untersuchung des Schlüsselbeins

Der äußere Eindruck des Patienten gibt oft schon den ersten Hinweis: Die Schultern hängen herab und der Patient klagt über chronische Magenprobleme. Bei diesen Symptomen sollte der Therapeut auch das Brustbein-Schlüsselbein-Gelenk überprüfen.

Kontrolle des Schlüsselbeins

Ausgangsstellung Patient
Der Patient sitzt aufrecht auf einem Hocker.

Ausgangsstellung Therapeut
Der Therapeut steht vor dem Patienten.

Ausführung
• Den Übergang des Schlüsselbeins zum Brustbein tasten.
• Beide Daumen auf die hervorstehenden Schlüsselbeinenden am Brustbein legen und die Schlüsselbeine bis zu den Schultergelenken entlang fahren.
• Die Position der beiden Daumen auf den Schlüsselbeinenden am Brustbein miteinander vergleichen. Liegt ein Daumen höher bzw. weiter vorne?
• Häufig schmerzt der Daumendruck auf das herausgerutschte Kugelgelenk.

Befund
Das Schlüsselbein kann sowohl nach oben herausrutschen als auch sich nach vorne (ventral) aus dem Körper drücken. Wenn ein Schlüsselbeingelenk rausgerutscht ist, steht es – und damit der untersuchende Daumen – höher oder mehr nach vorne heraus. Ein Millimeter Differenz der Daumenhöhen ist durchaus üblich und nicht therapiebedürftig. Zwei und mehr Millimeter müssen korrigiert werden. Der Versatz kann bis zu fünf Millimeter betragen.

Korrektur des Schlüsselbeins

Aufgrund seiner besonderen Funktion steht das Brustbein-Schlüsselbein-Gelenk immer unter Spannung. Es lässt sich nur schwer wieder einrichten. Die im Folgenden beschriebene Korrektur des Schlüsselbeins basiert auf einem Vortrag des Heilpraktikers Klaus D. Weber aus Rosbach.

Ausgangsstellung Patient und Therapeut
Wie Untersuchung (Siehe S. 146).

Ausführung
• Mit dem Daumen das zu korrigierende Brustbein-Schlüsselbein-Gelenk tasten.
• Der Patient kreist mit seiner Schulter. Dabei ist es vorteilhaft, von vorne nach hinten zu kreisen. Das Schlüsselbein beschreibt einen Kreis mit einem Durchmesser von zehn bis vierzehn Zentimetern. Diese Bewegung entspricht funktionell der des Arm- oder Beinpendelns.
• Den Daumen ausrichten. Die Bewegung des Schlüsselbeins muss gut zu fühlen sein, einige Kreisbewegungen mitmachen.
• Die Druckrichtung der Daumen variiert je nach herausgerutschter Gelenklage; immer zurück in die Gelenkpfanne.
• Mit dem Daumen je nach durchzuführender Korrektur auf das herausgerutschte Schlüsselbeinende drücken. Dabei ausatmen.
• Drei- bis viermal drücken, dabei den Druck erhöhen.
• Statt mit dem Daumen kann auch mit dem Daumenballen gedrückt werden, was weniger schmerzhaft ist.
• Ausstreichen.

Befund → *resultierende Druckrichtung*
• Das Schlüsselbein ist nach oben luxiert.
   → Der Daumen drückt von oben leicht schräg nach unten zur Mitte.
• Das Schlüsselbein ist nach vorne (ventral) luxiert.
   → Der Daumendruck erfolgt nach hinten (dorsal) in Richtung Wirbelsäule.

Hinweise
• Die bei den Gelenken übliche 90°-Regel lässt sich beim verhältnismäßig unbeweglichen Schlüsselbein nicht einhalten. Der Patient sollte versuchen, seine Schulter so weit wie möglich kreisen zu lassen. Je weiter das Schlüsselbein sich bewegt, um so leichter lässt es sich einrichten.

* Manchmal knackt das Schlüsselbein, als würde ein kleiner Ast brechen. Der Patient kann mahlende Geräusche hören, dies ist ungefährlich und kommt häufig vor.
* Alternativ zum Daumen kann der Therapeut mit dem Handballen drücken. Der Druck verteilt sich besser.
* Hausaufgabe: Mindestens zwei bis drei Wochen lang sollte der Patient das Gelenk täglich selbst einrichten. Dazu stellt sich der Patient vor einen Spiegel, fasst sich mit der rechten Hand ans linke Schlüsselbein bzw. umgekehrt, kontrolliert die Halslinie und die Höhe, beginnt mit der Schulter zu kreisen und drückt während der Bewegung gegen das Schlüsselbein. Wenn diese Übung täglich durchgeführt wird, bleibt das Gelenk mit großer Wahrscheinlichkeit in der richtigen Position.
* Da das Schlüsselbein unter einer erheblichen Spannung steht, kann die Therapie einer Subluxation zwei bis drei Wochen in Anspruch nehmen. In seltenen Fällen auch mehr.

Kiefergelenk

Untersuchung und Korrektur des Kiefergelenks

Ein subluxiertes Kiefergelenk äußert sich mit Problemen beim Kauen, der Kiefer schmerzt. Manchmal treten die Schmerzen im seitlichen Kieferwinkel auf, manchmal klemmt oder knackt es beim Schließen des Mundes. Eine Blockade beim weiten Öffnen des Mundes kann sich auf verschiedene Weise äußern: Der Mund geht nicht weit auf oder es hakt beim Schließen des Mundes. Beim Zubeißen können die Wangen wackeln. Wenn das Kiefergelenk schon länger aus seiner idealen Position herausgerutscht ist, zeigt sich das in einer Asymmetrie beim Schließen des Mundes. Auch Kopfschmerzen können auftreten.

Untersuchung des Kiefergelenks und Befund

Ausgangsstellung Patient
Der Patient sitzt aufrecht.

Ausgangsstellung Therapeut
Der Therapeut steht hinter dem Patienten.

Ausführung
- Auf beiden Seiten das Kiefergelenk tasten. Finger auf den Kiefergelenkbogen legen (Abb. 33).
- Der Patient öffnet den Mund und schließt ihn langsam. Beim Schließen des Mundes beide Kieferwinkel mit den Mittelfingern etwas nach oben ziehen. Die Zeigefinger drücken seitlich etwas nach innen auf das Kiefergelenk.
- Bewegungen vergleichen. Verlaufen sie symmetrisch und gleichmäßig? Ein subluxiertes Kiefergelenk führt oft zu ungleichen, sprunghaften Bewegungen.

Korrektur des Kiefergelenks

Ausgangsstellung Patient und Therapeut
Wie oben.

Ausführung
- Beide Kieferwinkel abtasten. An beiden Seiten die Mittelfinger auf den Kieferwinkel legen. Die Zeigefinger liegen seitlich auf den Kiefergelenken.
- Der Patient öffnet seinen Mund so weit er kann.
- Während der Patient seinen Mund langsam schließt, mit Gefühl und wenig Kraft rechts und links den Unterkiefer mit beiden Mittelfingern nach oben-hinten ziehen. Die Zeigefinger drücken zur Stabilisierung etwas seitlich.
- Bewegungsabfolge mehrmals wiederholen. Dabei den Druck auf das herausgerutschte Kiefergelenk langsam verstärken.

Hinweise
- Wenn die Probleme mit dem Kiefer wiederholt auftreten, so kann das auf ein schon seit längerer Zeit verschobenes Becken hindeuten. Falls eine Kiefergelenkregulierung beim Zahnarzt notwendig ist, sollte vorher nach Dorn der Beckenschiefstand korrigiert werden.
- Hausaufgabe: Meist kann der Patient sein Kiefergelenk selbst einrichten. Dazu drückt er mit seinen beiden Daumen oder besser mit den Daumenballen gegen die Kiefergelenkbogen nach oben-hinten und schließt dabei langsam den Mund. Der Druck ist vor allem nach oben, aber auch etwas nach hinten gerichtet.

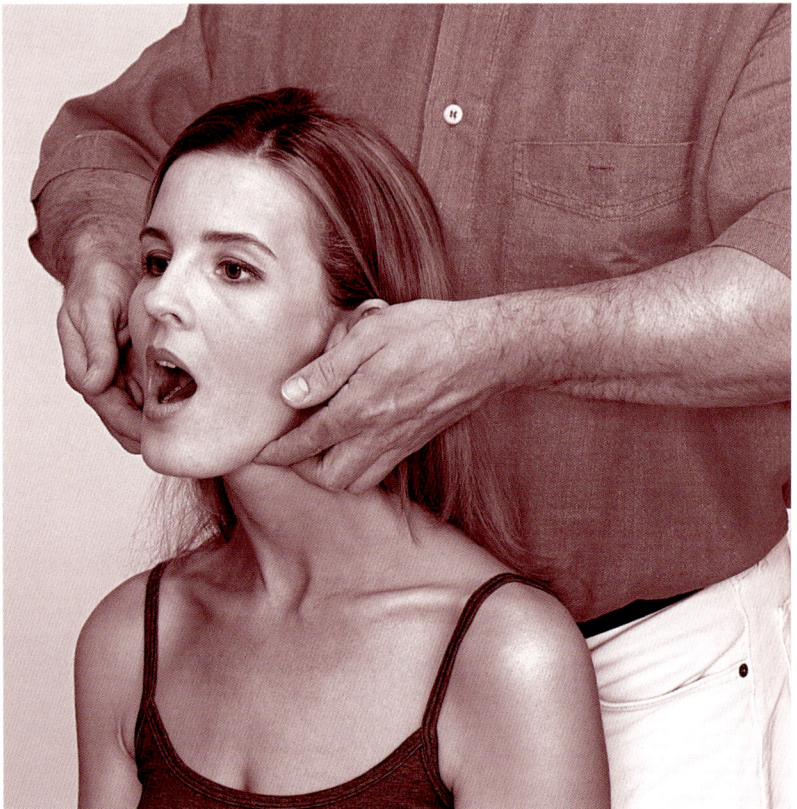

Abb. 33: Untersuchung und Korrektur des Kiefergelenks

• Falls die Probleme des Kiefers so in absehbarer Zeit nicht gelöst werden, sollte ein Facharzt hinzugezogen werden.

Arbeitstechniken des Therapeuten

Die richtige Arbeitstechnik erleichtert die Wirbelkorrekturen und schont den Therapeuten.

Rückenfreundliche Stellung

Der Therapeut sollte auf seine eigene rückenfreundliche Haltung achten:
* Aufrecht stehen. Wenn dies nicht möglich ist, immer wieder aufrichten oder breitbeinig stehen.
* Das Körpergewicht auf beide Beine verlagern.
* Arme dicht am Körper halten und aus der Hüfte heraus arbeiten.
* Beinhaltung: immer in der Richtung stehen, in der gedrückt wird.

Wirbelkorrektur mit dem Daumen

Der Daumen ist das wichtigste Handwerkszeug eines Dorn-Therapeuten und entsprechend wird er beansprucht. Die richtige Haltung der Hand und des Daumens beugt einer Überlastung vor.
* Die Hand zu einer Faust schließen.
* Der Daumen liegt fest am Zeigefinger; der Zeigefinger stützt das Daumengelenk (siehe z.b. Abb. 24, S. 118).
* Das Daumenendglied ist leicht gebogen und drückt auf den Dornfortsatz.
* Der Oberarm des Therapeuten liegt am Körper an. Der Unterarm ist abgewinkelt und steht fast senkrecht zur Daumenspitze. Außerdem richtet der Therapeut seine Position immer so aus, dass er mit seinem Körper den Daumendruck unterstützt. In dieser Stellung kommt die Kraft zum Drücken aus dem Körpergewicht. Die Kraft wird über die Hüfte und den Arm auf den Daumen übertragen.
* Massieren, Auskreisen und Ausstreichen entspannen den Daumen.

Wirbelkorrektur mit den Knöcheln

Einige Therapeuten setzen auch das Grundgelenk des Zeigefingers ein, um Wirbel in die richtige Position zu drücken. Der Zeigefinger liegt dabei parallel zu den Dornfortsätzen in der Rinne zwischen Dorn- und Querfortsätzen, wobei die Fingerspitze nach unten (Richtung Steißbein) zeigt. Der Knöchel drückt nun in dieser Rille gegen den Dornfortsatz. In hartnäckigen Fällen kann dadurch neben dem Druck in die Tiefe auch ein seitlicher Druck auf den Dornfortsatz ausgeübt werden. Noch stärkeren Druck kann der Behandler ausüben, indem er mehrere Fingerknöchel gleichzeitig einsetzt – dies gilt vor allem dann, wenn er zudem sein Körpergewicht für die Druckausübung nutzt. Diese Methode kann sehr effektiv, aber auch sehr schmerzhaft sein. Sie ist daher nicht für den Anfänger geeignet, sondern sollte nur von in der Dorn-Therapie erfahrenen Therapeuten eingesetzt werden.

Gegendruck

Indem der Therapeut den Patienten umfasst und ihn an der gegenüberliegenden Hüfte oder am entsprechenden Schultergelenk hält, erleichtert er die Korrekturarbeit. Zum einen kann der Therapeut einen stärkeren Druck ausüben, er selbst braucht weniger Kraft, zum anderen verhindert der Therapeut durch diese Haltung, dass der Patient dem Druck ausweicht oder gar umfällt.

Atmung

Anstrengungen sollten immer während des Ausatmens erfolgen. Für den Dorn-Therapeuten bedeutet das: beim Ausatmen drücken, beim Einatmen entspannen. Im Idealfall atmet der Therapeut synchron mit dem Patienten. Der Daumendruck wird wirkungsvoller und der Patient empfindet weniger Schmerzen.

Konzentriertes Arbeiten

Der Therapeut muss sich ganz auf seine Arbeit konzentrieren. Er sollte mit seinen Gedanken und Gefühlen beim Patienten sein. Nur so kann er gefühlvoll, aber kräftig drücken und gleichzeitig den Patienten und seine Reaktionen genauestens beobachten. Bei Ablenkungen rutscht der Daumen schnell ab, was einen ruckartigen Stoß verursacht.

Behandlung von Säuglingen und Kleinkindern

Mit der Dorn-Therapie können Patienten einfach, schnell und ungefährlich behandelt werden. Wenn man bedenkt, dass viele Probleme in der Kindheit gesät werden, dann stellt sich die Frage nach der Behandlung von Kindern. Tatsächlich eignet sich die Dorn-Therapie auch sehr gut für Kinder, Kleinkinder und sogar Babys.

Fehlstellungen bei Kindern

Kinder merken noch seltener als Erwachsene, dass ihre Beine unterschiedlich lang, ihre Wirbelsäule nicht gerade und ihre Gelenke nicht optimal eingerichtet sind. Der Schmerz als Signal dafür, dass etwas nicht stimmt, funktioniert noch nicht. Betroffene Kinder fallen durch ihr Verhalten auf, etwa durch häufiges Schreien, Unruhe, Trägheit oder Schlafprobleme. Auch Krankheitssymptome wie Hautentzündungen, Atembeschwerden, Überaktivität oder häufige Erkältungen können durch Blockaden in der Wirbelsäule entstehen. Enge Verbindungen gibt es zwischen dem Auftreten von Polypen und Problemen an den Halswirbeln C2 und C4, Kindermigräne geht häufig mit einem verschobenen Atlas einher, Bettnässen und Blasenprobleme hängen oft mit dem dritten Lendenwirbel zusammen. Wenn Kinder nicht gerne laufen, lieber sitzen oder immer getragen werden wollen, leicht müde werden oder Bewegungseinschränkungen haben, dann können dies Zeichen für einen Beckenschiefstand und damit für ein herausgerutschtes Hüftgelenk sein. Nach Zangengeburten sollte man beim Kleinkind die Halswirbelsäule abtasten und gegebenenfalls korrigieren.

Glücklicherweise sind bei Babys, Klein- und Schulkindern bis etwa acht Jahren Korrekturen an der Wirbelsäule seltener nötig. Doch bei Beschwerden und Auffälligkeiten aller Art sollte der Therapeut unbedingt eine Untersuchung nach Dorn durchführen. Denn selbst kleinste Verschiebungen der Wirbel und Gelenke können sich über einen längeren Zeitraum fatal auswirken.

Untersuchung und Therapie

Die Untersuchung und Korrektur bei Kindern erfolgt im Prinzip genauso wie bei den Erwachsenen, nur viel sanfter und mit sehr viel Geduld. Ob ein Kind bereits wie ein Erwachsener behandelt werden kann, hängt vor allem von seinen Fähigkeiten ab. Versteht es die Übung, macht es gut mit, kann es z.B. selbstständig stehen und mit einem Bein pendeln, so können die Korrekturen und Übungen wie beim Erwachsenen durchgeführt werden. Für alle kleineren Kinder gelten die folgenden Beschreibungen.

Unterschiedliche Beinlängen

Die Ursachen für unterschiedlich lange Beine liegen häufig lange zurück: eine schwierige Geburt, ungünstiges Hochnehmen, Tragen oder Ablegen des Babys, einseitige Bewegungen, Stürze und vieles mehr. Wegen der weit reichenden Folgen für das Kind sollten Eltern, Großeltern, Hebammen und Kinderärzte stärker als bisher für dieses Problem sensibilisiert werden.

Die Beinlängenkontrolle nach Dorn

Ausgangsstellung Baby und Mutter
Das Baby liegt auf dem Rücken. Die Mutter steht seitlich vom Kind und legt eine Hand auf den Bauch des Babys, damit dessen Rücken flach auf der Unterlage liegen bleibt. Die Hand wirkt zudem beruhigend auf das Kind.

Ausgangsstellung Therapeut
Der Therapeut steht am Fußende der Liege. Er sollte der Mutter immer den nächsten Schritt erklären und freundlichen Blickkontakt zum Baby und der Mutter halten. Wenn das Baby Vertrauen zwischen Mutter und Therapeut spürt, wird es ebenfalls leichter dem Therapeuten vertrauen.

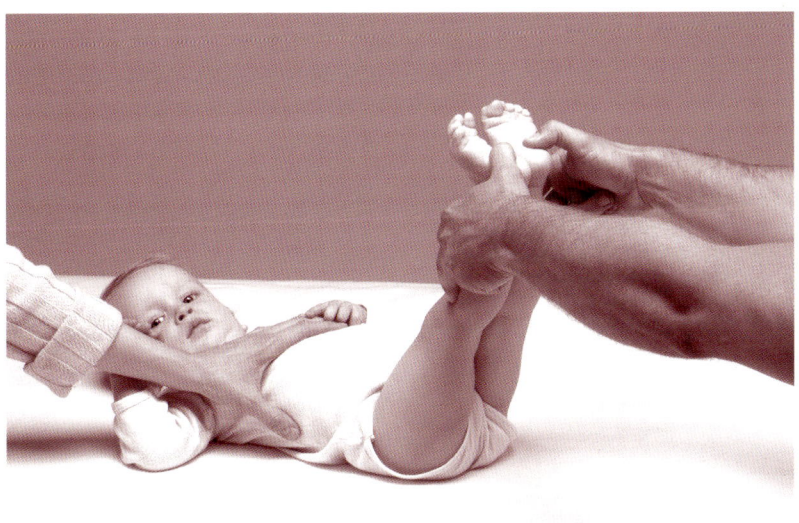

Abb. 34: Beinlängenkontrolle beim Baby

Ausführung
- Die Füße des Babys mit beiden Händen fassen.
- Vorsichtig die Beine hoch nehmen. Dabei die Knie so weit wie möglich strecken. Immer sanft bleiben. Das Kind darf sich nicht verkrampfen.
- Daumen auf die Fersen legen. Die Finger stützen das Bein ab. An der Höhendifferenz der Daumen kann der Therapeut die Beinlängendifferenz ablesen.
- Der Befund erfolgt entsprechend der Anleitung beim erwachsenen Patienten (siehe S. 76f.).

Hinweis
- Alternativ kann der Therapeut auch die Zeigefinger auf die Fersen legen und die Beine des Kindes mit den Daumen abstützen. Dies bleibt jedem Therapeuten selbst überlassen.

Korrektur des rechten Hüftgelenks

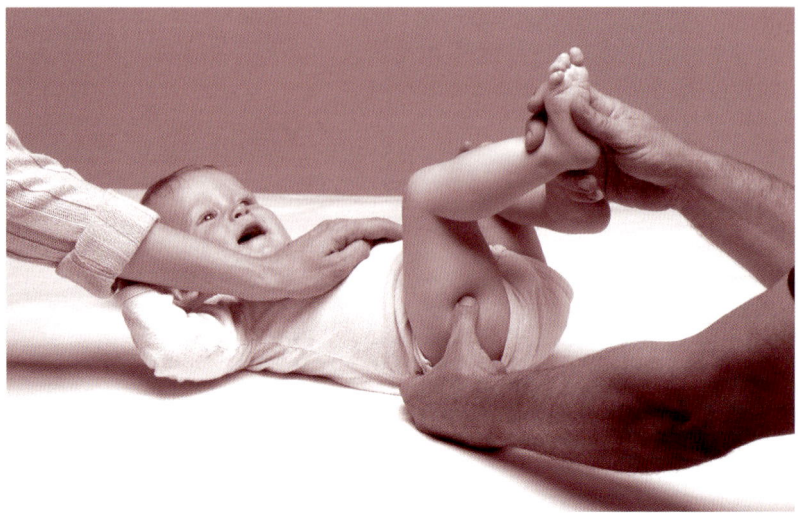

Abb. 35: Korrektur des Hüftgelenks

Ausgangsstellung Baby und Mutter
Wie oben. Die Mutter steht seitlich des Kindes.

Ausgangsstellung Therapeut
Der Therapeut steht auf der rechten Seite des liegenden Babys.

Ausführung
- Das rechte Bein hoch nehmen, bis das Hüftgelenk um etwa 90° angewin-kelt ist. Die Mutter drückt sanft auf den Bauch ihres Kindes, so dass dessen Rücken flach liegen bleibt.
- Die rechte Hand des Therapeuten hält das Bein am Unterschenkel.
- Die linke Hand umfasst das Bein am Oberschenkel und übt mit dem Dau-men einen leichten Finger- oder Ballendruck aus. Der Druck erfolgt in Richtung Bauch.
- Das Bein gestreckt hinlegen. Druck und Bewegung bewirken, dass der rechte Oberschenkelkopf sanft in die Hüftgelenkpfanne zurückrutscht.
- Diese Bewegung 3- bis 4-mal wiederholen.
- Anschließend die Korrektur des linken Hüftgelenks entsprechend durch-führen.

Kontrolle

Nach der beidseitigen Korrektur werden die Beinlängen erneut kontrolliert. Es sollte keine Differenz mehr vorliegen. Die Beine sind gleich lang.

Hinweise

- Das Hüftgelenk kann nicht nur wie oben beschrieben mit dem Daumen, sondern auch mit ein oder zwei Fingern korrigiert werden (siehe dazu Abb. 36). Jeder Therapeut wird hier seine eigenen Vorlieben entwickeln.
- Die Korrektur der Hüftgelenke sollte von den Eltern regelmäßig, z.B. bei jedem Wickeln, selber durchgeführt werden. Dabei werden stets beide Seiten korrigiert; die Kontrolle der Beinlängen entfällt. Besonders gut lässt sich die Übung mit dem Wickeln verbinden. Die Eltern können die Korrektur dabei auch gut alleine durchführen (ohne Hand auf dem Bauch, Abb. 36). Es empfiehlt sich, spielerisch mit dem Baby umzugehen und den richtigen Zeitpunkt für die Korrektur geduldig abzuwarten. Dann bereitet es den Eltern in der Regel keine Schwierigkeiten.

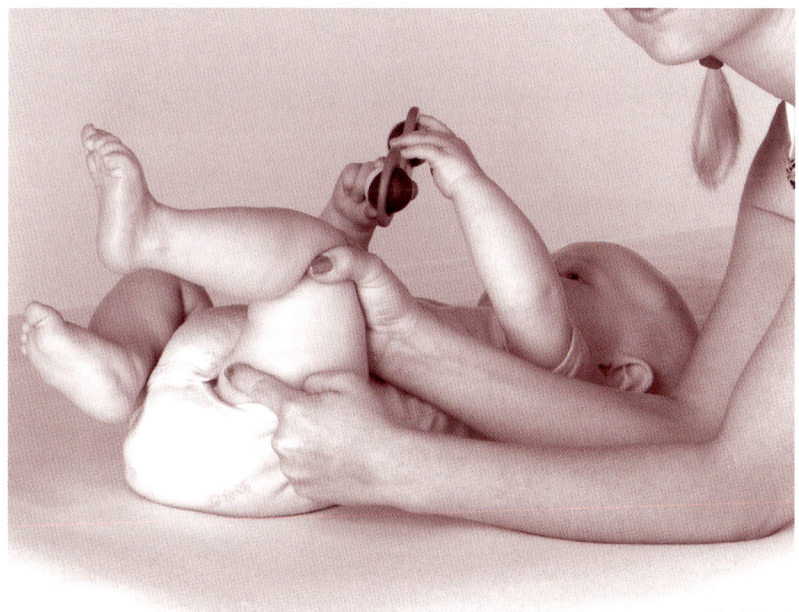

Abb. 36: Korrektur des Hüftgelenks durch die Eltern

Untersuchung und Korrektur des Kreuzbeins

Ausgangsstellung Mutter und Kind
Die Mutter steht und hält das entkleidete Baby an ihren Bauch. Der Kopf des Kindes liegt an der Brust; die Mutter stützt mit der einen Hand das Baby am Po. Mit ihrer anderen Hand hält sie das Kind am oberen Rücken fest bzw. sie stützt das Köpfchen. Die Beine des Kindes hängen locker herab (wie Abb. 37).

Ausgangsstellung Therapeut
Der Therapeut steht der Mutter gegenüber, also hinter dem Baby.

Ausführung
- Zur Untersuchung legt der Therapeut seine Daumen auf die Grübchen und tastet beidseitig von den Grübchen zur unteren Spitze des Kreuzbeines. Dabei vergleicht er die Lage der Knochenstrukturen und achtet auf Asymmetrien.
- Abweichungen korrigiert der Therapeut mit sanftem Daumendruck. Während der Korrektur pendelt er mit seiner anderen Hand das Bein des Babys.

Hinweis
Praktischer ist es meist beim Einrichten auf der rechten Seite das rechte Bein und beim Einrichten auf der linken Seite das linke Bein zu pendeln.

Untersuchung und Korrektur der Lendenwirbel und unteren Brustwirbel

Ausgangsstellung
Wie oben.

Ausführung
- Zur Untersuchung tastet der Therapeut mit beiden Daumen die Dornfortsätze der Lendenwirbelsäule und der unteren Brustwirbelsäule ab. Er beginnt wie beim erwachsenen Patienten am Kreuzbein und arbeitet sich, je ein Daumen auf jeder Seite der Wirbelreihe, sanft und liebevoll über die Lendenwirbelsäule zur unteren Brustwirbelsäule hoch.
- Findet der Therapeut Abweichungen von der idealen Wirbelstellung, dann korrigiert er sie. Die Korrektur erfolgt wie beim erwachsenen Patienten. Die Pendelbewegungen führt die Mutter oder der Therapeut durch. Er

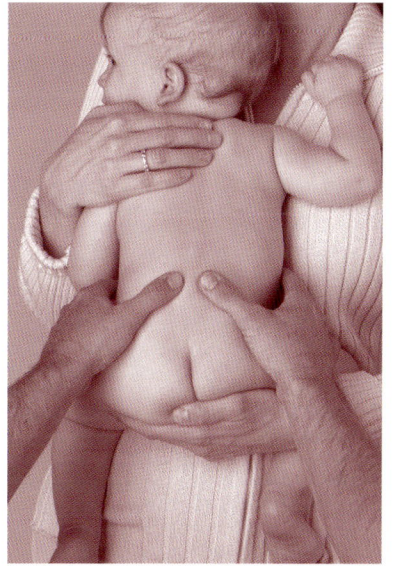 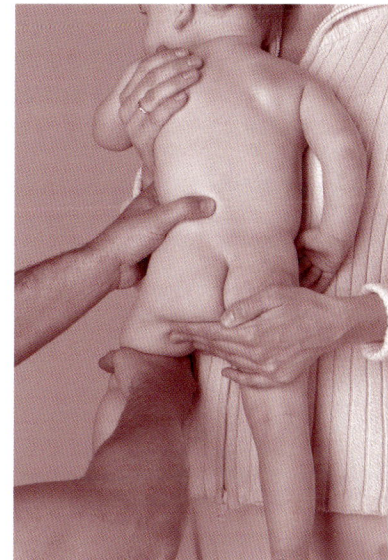

Abb. 37: Lendenwirbel abtasten   *Abb. 38: Korrektur eines Lendenwirbels*

pendelt das Bein des Kindes, während er den Wirbel mit sanftem Druck an seinen Platz zurück schiebt. Es pendelt das Bein auf der Seite, die korrigiert wird.

Untersuchung und Korrektur der oberen Brustwirbel

Ausgangsstellung
Die Mutter stützt das Kind an der unteren Brustwirbelsäule, so dass der Therapeut die obere Brust- und die Halswirbelsäule abtasten kann.

Ausführung
* Der Therapeut tastet mit seinen Daumen die Wirbelsäule von unten nach oben ab. Dabei achtet er genau auf die Stellung der Dornfortsätze sowie auf die Form der Wirbelsäule. Jeder Dornfortsatz wird mit dem Daumen getastet.
* Verschobene Wirbel werden unter sanftem Druck auf die Dornfortsätze in die Idealstellung zurückgebracht. Die Mutter oder der Therapeut führt die Pendelbewegung mit einem Arm des Kindes durch. Bei einem nach links

verschobenen Wirbel pendelt meist der rechte, bei einem nach rechts verschobenen Wirbel der linke Arm.

Untersuchung und Korrektur der Halswirbel

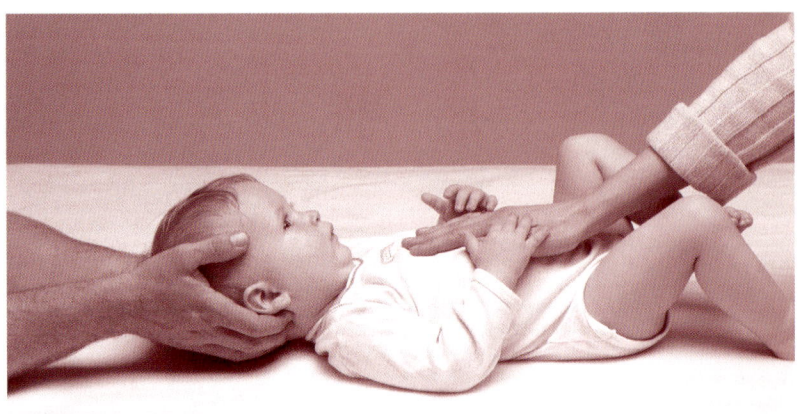

Abb. 39: Untersuchung/Korrektur der Halswirbel

Ausgangsstellung Mutter und Baby
Das Baby liegt mit dem Rücken auf einer Decke auf der Behandlungsliege. Die Mutter hält und beruhigt das Kind, indem sie ihre Hand auf dessen Bauch legt.

Ausgangsstellung Therapeut
Der Therapeut steht am Kopfende der Liege.

Ausführung
• Der Therapeut nimmt das Köpfchen des Kindes in beide Hände. Im Idealfall schmiegt sich das Baby an.
• Nun tastet der Therapeut mit seinen Fingern die Querfortsätze oder Dornfortsätze der Halswirbel und prüft, ob einzelne Wirbel aus der Ideallage abweichen.
• Die Korrektur erfolgt ganz sanft und leicht unter Drehen des Kopfes entweder am Quer- oder am Dornfortsatz.

Hinweise zur Behandlung

Die Dorn-Therapie ist eine einfache, sanfte und sichere Methode zur Korrektur von Wirbel- und Gelenkfehlstellungen. Die meisten Patienten empfinden die Behandlung als wohltuend. Dennoch lassen sich manche unerwünschte Reaktionen des Patienten und auch Komplikationen während der Behandlung nicht ausschließen.

Reaktionen während der Behandlung

Schmerzen bei der Korrektur

Der Dorn-Therapeut geht sanft mit den Wirbeln und Gelenken um, das heißt aber nicht, dass die Behandlung schmerzfrei ist. Der Schmerz ist ein wichtiges Signal für den Therapeuten. Er gibt Hinweise auf Fehlstellungen – denn ein verschobener Wirbel schmerzt häufig, wenn auf ihn Druck ausgeübt wird. Dies ist meist ein dumpfer Schmerz. In seltenen Fällen kann das Einrichten eines Gelenks einen kurzen, stechenden Schmerz verursachen. Dies deutet darauf hin, dass das Gelenk schon über einen langen Zeitraum subluxiert war und der Körper im Gelenkspalt bereits Schlacken und/oder Harnsäurekristalle abgelagert hat. Der Therapeut wird dann nicht aufhören zu drücken, sondern gefühlvoll weitermachen. Nach einer zumutbaren Wiederholung des pulsierenden Drückens wird der Schmerz bald nachlassen. Der Therapeut geht dabei grundsätzlich nur bis zur Schmerzgrenze des Patienten. Das heißt, sobald der Patient einem Korrekturdruck ausweicht, ihn abwehrt oder zurückzuckt, beendet der Therapeut die Korrektur an dieser Stelle.

Manchmal findet man bereits Deformationen an der Gelenkoberfläche, z.B. eine Arthrose. Die Dorn-Therapie kann und sollte trotzdem durchgeführt werden. Nach einiger Zeit lassen die Schmerzen nach. In seltenen Fällen hält der Schmerz wenige Tage an. Bei regelmäßiger Durchführung der Übungen („Hausaufgaben") können sich die Gelenke wieder regenerieren. Wenn die Schmerzen auch noch nach einer oder gar zwei Wochen trotz der Übungen anhalten, sollte ein Facharzt die Ursache abklären.

Korrekturen im Bereich der Halswirbelsäule sind fast immer mit vergleichsweise starken Schmerzen verbunden. Der Hals ist eine besonders empfindliche Region. Der Schmerz hört aber meist sofort auf, wenn der Therapeut die Hände wegnimmt. Nach der erfolgreichen Korrektur fühlt sich der Patient besser. Der große Vorteil – Wohlbefinden und dauerhafte Heilung – wiegt mehr als der kleine Nachteil des kurz anhaltenden Schmerzes.

Körperliche Reaktionen des Patienten

Durch die Gelenk- und Wirbelkorrektur werden Blockaden gelöst, die den Körper des Patienten möglicherweise seit vielen Jahren belasten. Es kann einiges in Bewegung geraten und dadurch können unerwartete Reaktionen auftreten. Die Reaktionen sind sehr individuell und hängen auch von der behandelten Körperregion ab. In sehr seltenen Fällen kann es zu einem Kreislaufzusammenbruch oder einer Ohnmacht des Patienten kommen. Korrekturen im Lendenwirbelbereich können möglicherweise einen plötzlichen Harn- oder Stuhldrang auslösen. Es kann zu einem plötzlichen Schweißausbruch kommen, Haut und Hände sind dann schlagartig nass.

Korrekturen an der Halswirbelsäule, besonders am C7, können plötzlich zu besserem Sehen oder Hören führen. Welche Reaktionen es auch sein mögen, der Therapeut sollte Ruhe bewahren und wissen, dass er mit der Dorn-Therapie keinen Schaden anrichten kann. Niemals darf der Therapeut Angst haben, denn das spürt der Patient und wird verunsichert. Falls der Patient in Ohnmacht fällt, wird man ihn auf den Rücken legen, die Beine hoch nehmen, zudecken und die Hände auflegen (linke Hand an die Stirn, rechte Hand unterm Rippenbogen auf den Solar plexus). Das intensive Drücken verschiedener Akupressurpunkte für den Notfall lässt den Patienten sehr schnell wieder zu Bewusstsein kommen:

Kreislauf anregen
- Ks9 (Kreislauf 9) am inneren Nagelfalz beider Mittelfinger fest massieren oder mit dem Fingernagel fest reindrücken
- He9 (Herz 9) an der Innenseite des Nagelfalzes beider kleinen Finger fest massieren oder mit dem Fingernagel fest reindrücken

Notfall allgemein, Ohnmacht
- mit einem Daumennagel fest in der Mitte zwischen Oberlippe und Nasenansatz drücken
- mit einem Daumennagel fest in der Mitte zwischen Unterlippe und Kinn drücken

Emotionale Reaktionen des Patienten

Ganzheitliche Therapien wirken auch immer in den seelischen/psychischen Bereich des Patienten hinein. Die körperliche Behandlung und das Gespräch mit dem Therapeuten tragen dazu bei, dass innere Blockaden beim Patienten gelöst werden. Das bewegt den Patienten auch innerlich und so mancher Patient erlebt dabei einen überraschenden Gefühlsausbruch. Das kann sich z.B. in einem krampfartigen Weinen oder Traurigkeit äußern. Auch übermäßige Fröhlichkeit ist möglich. Wichtig ist in jedem Fall die angemessene, zurückhaltende, aber verständnisvolle Reaktion des Therapeuten. Der Patient sollte sich voll verstanden und angenommen fühlen.

Patienten mit Vorerkrankungen

Mit der zunehmenden Erfahrung des Dorn-Therapeuten werden schwierige Fälle immer seltener. Von den wenigen Kontraindikationen (siehe Seite 47ff.) abgesehen, kann jeder Patient unabhängig von seiner Vorgeschichte behandelt werden.

Akuter Hexenschuss

Wenn der Patient noch laufen kann, darf der Therapeut einen Hexenschuss nach Dorn therapieren. Allerdings verzichtet er zunächst auf die Kontrolle der Beinlängen. Das Hochheben der Beine ist für den Patienten zu schmerzhaft. Oft gelingt es diesen Patienten nicht einmal, sich auf den Rücken zu legen und zu entspannen. Der Dorn-Therapeut wird zunächst im Stehen den vierten und fünften Lendenwirbel (L4, L5) korrigieren und später, wenn die Schmerzen nachgelassen haben, die Beinlängen therapieren. Bei der Wirbelkorrektur muss man sehr gezielt vorgehen und genauestens auf die Reaktionen des Patienten achten.

Patienten mit akutem Hexenschuss haben meist schon sehr viel durchgemacht. Die Schmerzen, Behandlungen und Prognosen lösen bei den meisten dieser Patienten Angst aus. Hierzu gehört auch die Angst vor Operationen und Sorgen um die Zukunft. Daher ist es wichtig, dass der Dorn-Therapeut das Vertrauen weiter aufbaut, dem Patienten Mut macht, indem er z.b. von ähnlichen erfolgreichen Fällen spricht.

Der Therapeut erleichtert sich die Arbeit und verringert den Schmerz des Patienten, indem er zunächst die untere Rückenregion sanft mit Johanniskrautöl massiert. Nach einigen Minuten, wenn es dem Patienten „besser geht", weil die Massage „einfach gut tut", drückt er den verschobenen Wirbel in die richtige Position. Unmittelbar nach dieser, meist kraftvollen Korrektur wieder sanft massieren.

Die Erfahrung zeigt es immer wieder: Schafft man es, den vierten und fünften Lendenwirbel (L4 und L5) und das Iliosakralgelenk (ISG) in die ideale Position zu bringen, geht es dem Patienten gleich viel besser. Häufig sind die Schmerzen völlig weg. Langfristiger Erfolg bedarf der Ganzbehandlung und der regelmäßigen Durchführung der Hausaufgaben.

Bandscheibenvorfall

Bei einem Bandscheibenvorfall rutscht der Gallertkern (Nucleus pulposus) aus seiner Position. Wenn sich der Gallertkern in den Wirbelkanal vorschiebt, können das Rückenmark und die ein- und austretenden Nerven eingedrückt werden. Das verursacht je nach Lage des Gallertkerns heftigste Schmerzen, Sensibilitätsstörungen, beeinträchtigte Bewegungen bis hin zur Lähmung. Die meisten Bandscheibenschäden treten in der Lendenwirbelsäule (L4/L5 und L5/S1) und der Halswirbelsäule (C5/C6) auf.

Wenn der Gallertkern (Nucleus pulposus) den Fasermantel der Bandscheibe vollständig durchbrochen hat und nach außen ausgetreten ist, spricht man vom Bandscheibenvorfall (Prolaps). Hier kann und darf der Dorn-Therapeut nicht mehr behandeln. Der Patient ist in diesem Fall nicht mehr in der Lage zu stehen. Es besteht die höchste Gefahr, dass eine Querschnittslähmung eintritt. Deshalb muss der Patient sofort in die Klinik.

Anders verhält es sich dagegen bei einer Bandscheibenvorwölbung (Protrusion). Hier kann man mit der Dorn-Therapie immer wieder gute Erfolge erzielen.

Ischialgie

Ischiasbeschwerden können sehr unterschiedliche Ursachen haben. Sie können z.b. infolge eines Bandscheibenvorfalles, eines Tumors oder im Rahmen einer Polyneuropathie auftreten. Ebenso kann der Ischiasnerv auf seinem Weg zwischen den Gesäßmuskeln eingeklemmt sein. Ein subluxiertes Hüftgelenk führt zur Beckenverschiebung, dann zur Kreuzbeinblockade und schließlich zur Lendenwirbelverschiebung. Die Blockade der Lendenwirbel L4 und L5 führt zu Verspannungen der Gesäßmuskeln, die Muskulatur verhärtet und verursacht letztlich die Symptome einer Ischialgie: Wadenkrämpfe, Schmerzen in den Oberschenkeln bis runter in die Wade, Taubheitsgefühl usw. Die guten Erfolge bei der Behandlung von Ischiasbeschwerden lassen vermuten, dass eine Blockade von L4 und L5 häufig die Ursache der Beschwerden ist.

Morbus Scheuermann
Man findet diese Erkrankung häufig bei Jugendlichen. Dabei handelt sich um einen Rundrücken in der oberen Brustwirbelsäule. Zwischen dem vierten Brustwirbel (Th4) und dem achten Brustwirbel (Th8) drücken sich die Dornfortsätze nach außen hervor. Morbus Scheuermann verursacht in der Ruhe, also im unbelasteten Zustand, meist keine Schmerzen, ist allerdings ästhetisch unschön. Die Ursachen des Rundrückens sind wissenschaftlich unbekannt. Die Erfahrung deutet auf folgende Ursachen hin:
• Der Patient beugt sich den psychischen Belastungen (Schule, Lehre, Beruf, Studium, Familie ...).
• Fehlhaltung beim Sitzen (ständiges Anlehnen oder Vorbeugen)
• schwache Muskulatur des Rückens (wenig Sport und körperliche Arbeit)
• Ernährungsprobleme
Mit der Dorn-Therapie lässt sich der Rundrücken korrigieren, zumindest aber lindern. Voraussetzung dafür ist die gewissenhafte Mitarbeit des Patienten (siehe Rundrücken, S. 121).

Morbus Bechterew
Bei dieser Erkrankung bauen sich die Bandscheiben ab und die Wirbelkörper verbacken untereinander. Die Wirbelsäule versteift. Unter Morbus Bechterew leiden mehr Männer als Frauen; die ersten Symptome treten meist im dritten Lebensjahrzehnt auf. Die Ursache ist unbekannt. Bei diesen Patienten ist oft eine Erstarrung eines oder mehrerer Lebensbereiche zu beobachten (unnachgiebig, eigensinnig im beruflichen oder privaten Bereich). Eine Dorn-Behandlung ist möglich und sie kann vor allem in der Anfangsphase das Leiden lindern. Wie bei Morbus Scheuermann erfolgen die Korrekturen besonders einfühlsam und mit Behandlungspausen. Der Patient muss auch hier gewissenhaft mitarbeiten und einen festen Willen zur Heilung mitbringen.

Rheuma
Unter dem Begriff Rheuma werden mehr als hundert verschiedene Erkrankungen zusammengefasst, die Schmerzen im Bereich der Muskeln, Sehnen

und Knochen verursachen. Eine Behandlung nach Dorn ist grundsätzlich möglich. Einen guten Erfolg verspricht die Kombination der Dorn-Therapie mit naturheilkundlichen Methoden, die den Stoffwechsel entlasten. In Frage kommen Darmreinigung, Entwässerungs-, Entschlackungs- und Entsäuerungskuren, Vollwerternährung und Bewegungstherapie.

Die Beobachtung der Dorn-Therapeuten zeigt, dass Gelenke, die durch Fehlhaltungen verschoben oder herausgerutscht sind (vergrößerter Gelenkspalt), häufig vom Körper als „Mülldeponie" genutzt werden, wenn auch noch Stoffwechselprobleme vorliegen. Drückt man solche Gelenke nach Dorn in der Bewegung zusammen, so lösen sich Blockaden im Gelenk auf. Es können die Schlacken, Säuren, Toxine usw. ausgeschwemmt werden, vorausgesetzt, dass gleichzeitig genügend Wasser getrunken wird (manchmal sind noch weitere Ausleitungsmethoden notwendig).

Wenn die Gelenke in die richtige Lage geschoben worden sind, verschwinden oft auch die Schmerzen oder Bewegungseinschränkungen. Manchmal fühlt der Patient bei den ersten Behandlungsschritten stechende Schmerzen im Gelenk. Dann hört der Therapeut nicht auf, sondern setzt die Behandlung trotz der Schmerzen fort. Meist sind die Schmerzen nach weiteren 5–20 Behandlungsschritten abgeklungen. Dann können die Stoffwechselprobleme im Gelenk heilen. Wichtig: Der Patient muss seine Hausaufgaben (siehe Übungen S. 177f. und Übungen zur Selbstkorrektur im Kapitel „Praktische Anleitung zu Untersuchung und Therapie") einige Monate fortsetzen. Außerdem sollte die Ernährung des Patienten in dieser Heilungsphase umgestellt und viel Wasser getrunken werden, um den Stoffwechsel zu korrigieren. Sollten die Schmerzprobleme trotzdem nicht gelöst sein, muss ein Facharzt zu Rate gezogen werden.

Entzündliche Erkrankungen: Arthritis
Akut entzündete Gelenke dürfen nicht behandelt werden. Sie fühlen sich warm oder heiß an, der Patient kann fiebern. Der Therapeut lässt zuerst die Entzündung abklingen und korrigiert später.

Degenerative Erkrankungen: Arthrosen
Arthrose ist ein degenerativer Prozess. Sie beginnt mit einer Schädigung des Knorpels, die über Jahre fortschreitet. Ursachen sind meist eine chronische Stoffwechselentgleisung und eine dauernde Fehlbelastung des Gelenks. Die Arthrose bleibt lange Zeit symptomlos. Selbst wenn Schmerzen auftreten, hängen sie selten direkt mit der Knorpelschädigung zusammen, sondern vielmehr mit der Verschiebung des Gelenks. Es gibt Patienten, die eine ausgeprägte Arthrose, aber keine Schmerzen haben – und umgekehrt.

Eine Korrektur des Gelenks stellt die ursprüngliche Ordnung wieder her
und die Symptome lassen nach. Die Behandlung bei Arthrose ist grundsätzlich möglich und empfehlenswert.

Hüftgelenkerkrankungen

Zahlreiche Hüftgelenkerkrankungen, darunter auch die Hüftarthrose, lassen
sich auf ein subluxiertes Hüftgelenk und/oder ein blockiertes Kreuzbein-Darmbein-Gelenk und eine chronische Stoffwechselentgleisung zurückführen. Auf
dem Gelenkkopf und seinem Knorpelüberzug lastet durch ständige Fehlbelastung ein extremer Druck; Muskeln verspannen, Nerven können eingeklemmt
werden und Entzündungen treten auf. Lange Zeit kann dieser Zustand ohne
Schmerzen unbemerkt bleiben. Dies gilt besonders, wenn durch ständige Bewegung und Sport die Muskulatur gut trainiert ist. In diesem Stadium können derlei Probleme weitgehend nach Dorn behandelt und geheilt werden.
Problematisch wird es, wenn der Patient bei Belastung Bewegungseinschränkungen und Schmerzen im Hüftgelenkbereich bekommt. Dann hat sich dieser
degenerative Prozess soweit entwickelt, dass das Reinschieben der Hüftgelenke
zusätzliche Schmerzen verursacht. Häufig lässt sich auch in diesem Stadium
eine Verbesserung und durch monatelanges Training und konsequentes Än-
dern der Lebensumstände Heilung erreichen. Wenn dann immer noch keine
Besserung einsetzt, ist eine Hüftoperation wahrscheinlich notwendig. Mit dem
neuen künstlichen Hüftgelenk kann der Patient dann bald wieder schmerzfrei laufen.

Hinweis
Patienten mit einem künstlichen Hüftgelenk haben schlechte Aussichten,
wenn die Beine ungleich lang sind und daher ein Beckenschiefstand besteht.
Diese einseitige Belastung des künstlichen Hüftgelenks ist sehr ungünstig.
Häufig ist das natürliche Hüftgelenk rausgerutscht, selten das künstliche,
obwohl dies auch schon beobachtet wurde. Wichtig: Menschen mit einem
künstlichen Hüftgelenk sollten mehrmals täglich ihre Dorn-Übungen zum
Reinschieben beider Hüftgelenke (siehe S. 80ff.) sorgfältig machen.

Osteoporose

Im gesunden Körper werden die Knochenzellen ständig ab- und wieder aufgebaut. Der Stoffwechsel befindet sich im Gleichgewicht. Bei Menschen mit
wenig körperlicher Belastung (körperliche Arbeit oder Sport) und ungünstiger Ernährung geht der Abbau schneller vonstatten, die Knochen verlieren an
Substanz – sie werden spröder und können schneller brechen. Man spricht

von Osteoporose. Unter Osteoporose leiden mehr Frauen als Männer. Seitdem Geräte zur Messung der Knochendichte in vielen Arztpraxen (z.b. bei Frauenärzten) weit verbreitet sind und die meisten Frauen ab dem 40sten Lebensjahr damit untersucht werden, ist die Zahl der „Osteoporose-Kranken" stark gestiegen. Die Angst vor möglichen Knochenbrüchen lässt viele dieser Menschen noch vorsichtiger mit ihrem Körper umgehen. Also weniger Belastung, weniger Bewegung, weniger Sport. Jedoch brauchen Knochen ständige Belastung und Bewegung; nur so bleiben sie gesund oder werden wieder gesund.

Auch Patienten mit einer Osteoporose können erfolgreich nach Dorn behandelt werden; der Therapeut muss nur besonders sanft und behutsam vorgehen. In den vielen Jahren praktischer Erfahrung kam es noch zu keinem Knochenbruch. Tatsächlich belastet der Druck des Therapeuten auf die Dornfortsätze in der Dynamik Wirbel und Gelenke weniger, als es die alltäglichen Bewegungen tun. Vorsicht geboten ist jedoch bei Patienten, bei denen ein Deckplatteneinbruch diagnostiziert wurde. Bei ihnen sollten die betroffenen Wirbel nicht korrigiert werden.

Risikofaktoren, die eine Osteoporose fördern, sind:
• mangelnde Bewegung, fehlende regelmäßige körperliche Belastungen, überwiegend sitzende Tätigkeiten
• Medikamente (insbesondere Langzeitbehandlung mit Glukokortikoiden wie Cortison, Cushing-Syndrom)
• Hormonungleichgewichte (z.b. Frauen nach der Menopause, Schilddrüsenüberfunktion, Übersekretion an Parathormon)
• Diabetes mellitus
• Untergewicht, häufige Diäten
• einseitige Ernährung, Mineralstoffmangel, Malabsorptionssyndrom
• fortgeschrittenes Alter (senile Osteoporose)
• Mangel an Vitamin D, fehlende Sonnenbestrahlung
• Alkoholismus
• Tumoren
• erblich bedingt (seltene Erbkrankheiten)

Chronisch kranke Menschen
Gerade diese Patienten brauchen eine sehr sanfte und gefühlvolle Behandlung der Wirbelsäule. Der Therapeut sollte sich bei jeder Behandlung die ganze Wirbelsäule von unten bis oben ansehen, aber nicht beim ersten Mal alles korrigieren. Der chronisch kranke Patient braucht Schonung. Bei jeder Behandlung korrigiert der Therapeut ein oder zwei Wirbel; zwischen zwei

Sitzungen bleibt dem Patienten eine angemessene Ruhezeit (ca. eine Woche). Gleiches gilt für krebskranke Menschen. Ihnen sollte das Wohlbefinden durch eine Dorn-Therapie nicht vorenthalten werden. Doch Vorsicht im Endstadium, hier könnte eine Behandlung zu juristischen Problemen für den Therapeuten führen (siehe Kontraindikationen S. 47).

Multiple Sklerose

Die Ursachen bzw. Auslöser dieser Erkrankung sind weitgehend unbekannt. Sicher ist, dass sie lange Zeit zurückliegen. Bis sich die ersten Symptome zeigen, vergehen gut 10–15 Jahre. Nicht selten ist bei MS-Patienten der Leberwirbel Th5 zur rechten Seite hin verrutscht und beeinträchtigt die Leberaktivität. Das wiederum begünstigt die MS. Im günstigsten Fall – der Patient arbeitet mit, die tiefere Ursache wird gefunden und aufgearbeitet, die MS ist noch nicht allzu weit fortgeschritten – lassen sich mit der Dorn-Therapie durchaus beachtliche Erfolge erzielen.

Marcumar-Patienten

Der Marcumar-Patient ist durch eine Dorn-Behandlung nicht mehr in Gefahr als im täglichen Leben, wenn er sich irgendwo anstößt. Blaue Flecken sind keine Kontraindikation, allerdings muss der Therapeut hier besonders sanft vorgehen. Die Entscheidung, ob die Beeinträchtigung durch die blauen Flecken in Kauf genommen wird, liegt letztlich beim Patienten.

Patienten von jung bis alt

Kinder

Die Dorn-Therapie eignet sich auch sehr gut für Kinder. Eine Vielzahl von Beschwerden kann ihre Ursache in Blockaden des Bewegungsapparates haben, die dann mit der Dorn-Therapie behoben werden können. Je nach Alter und Fähigkeiten des Kindes wird es wie ein Erwachsener oder entsprechend spezieller Methoden für Kinder behandelt. Diese sind näher im Kapitel „Säuglinge und Kleinkinder" auf S. 126ff. beschrieben.

Schwangere Frauen

Schwangerschaft ist grundsätzlich keine Kontraindikation. Gleich in welchem Stadium kann der erfahrene Therapeut die Frau behandeln und bei Rückenschmerzen gut helfen. Die meisten Rückenbeschwerden von Schwangeren werden durch Beinlängendifferenzen und Verschiebungen im Iliosakralgelenk hervorgerufen. Bei Schwangeren, die unter Übelkeit leiden, sollte man insbesondere auf die „Magenwirbel" Th6 und Th7 und die Lendenwirbelsäule achten. Vorsicht ist jedoch beim dritten Lendenwirbel (L3) geboten! Zum Beispiel kann eine Manipulation oder Mobilisation an ihm in den letzten acht Wochen der Schwangerschaft vorzeitige Wehen auslösen. Umgekehrt kann der Therapeut bei Überschreitung des errechneten Geburtstermins durch eine „Behandlung" des L3 helfen, „endlich" die Wehen herbeizuführen und die Geburt einzuleiten.

Hinweis
Kurz vor dem Geburtstermin sollten die Lendenwirbel und das Kreuzbein nicht mehr behandelt werden.

Ältere Patienten

Der erfahrene Dorn-Therapeut kann auch ältere Menschen ohne Bedenken behandeln. Voraussetzung ist natürlich immer, dass der Patient selbständig aus dem Bett aufstehen und laufen kann. Während der Behandlung muss er einige Zeit stehen und sitzen und mit den Beinen und Armen pendeln können. Der Patient wird völlig normal behandelt. Nicht mehr ganz begradigen lassen sich Rundrücken oder Skoliosen, die schon ziemlich verknöchert sind. Aber weil die Behandlung den Menschen sehr gut tut und sie danach ein größeres Wohlgefühl verspüren, sollte man sie trotzdem durchführen. Auch Osteoporose ist kein Problem (siehe S. 167f.). Osteoporose-Patienten behandelt der Dorn-Therapeut mit noch größerer Sanftheit und Gefühl und weniger Druck.

Hinweis
Ältere Patienten erschöpfen leicht. Lieber häufiger kurz behandeln als wenige Male sehr lange.

Nach- und Nebenwirkungen

Nach ein bis drei vollständigen Dorn-Behandlungen sind die Gelenke des Patienten gut eingerichtet und die Wirbel liegen in ihrer richtigen Position. Beschwerden verschwinden oder lassen spürbar nach, Blockaden lösen sich auf. Die meisten Patienten fühlen sich sehr viel wohler als vorher. Doch der Prozess der Heilung beginnt erst. Für einen dauerhaften Erfolg muss der Patient noch einiges tun.

Bei der Reaktionszeit ist die individuelle Situation des Patienten zu beachten. Je größer die Belastung, umso länger halten die Beschwerden an. Bei stark übersäuerten Patienten oder Patienten mit einem leicht entzündlichen Bindegewebe kann die Regeneration bis zu sieben Tage in Anspruch nehmen.

Kopfschmerzen, Übelkeit
Bei Kopfschmerzen verlangt der Körper nach mehr Wasser. Der Patient muss viel, viel trinken. Falls früher schon öfter Kopfschmerzen bestanden, dann können sie auf Heilung hinweisen; die früheren Probleme flackern kurz auf.

Muskelkater
Häufig leiden die Patienten zwei bis drei Tage nach der Behandlung an Muskelkater. Bei der Verschiebung der Wirbel in ihre Ideallage werden die feinen Muskeln zwischen den Fortsätzen der Wirbel und das Bindegewebe häufig gedehnt und gequetscht. Dies geschieht besonders, wenn die Wirbel schon länger versetzt waren. Das macht muskelkaterähnliche Schmerzen.

In den ersten Tagen nach der Dorn-Behandlung reagieren die therapierten Stellen empfindlich auf Druck. Es kann auch ein dumpfer Muskelschmerz auftreten. Bei einem schwachen Bindegewebe kommt es manchmal zu blauen Flecken. Mit der Regeneration der Muskeln, Bänder und des Bindegewebes verschwinden die Beschwerden.

Körperliche und/oder psychische Veränderungen
Bis zu drei Tage nach der Behandlung kann es zu so genannten Loslassreaktionen kommen. Das äußert sich in heftigen Träumen, Veränderungen beim Schlafen, alte Schmerzen melden sich, das Ausscheidungsverhalten ändert sich. Auftreten können:
• vermehrtes Schwitzen
• stark riechender Stuhl oder Urin
• dunkler Urin

- intensiverer Schweißgeruch
- unreine Haut, entzündete Stellen oder Eiterstellen an der Haut

Große Müdigkeit oder eine ungewöhnliche Munterkeit bis hin zum Aufge-drehtsein sind ebenfalls häufige Reaktionen. Sie sollten bald einem Gefühl von größerem Wohlbefinden weichen.

Manchmal lösen sich während oder nach einer Dorn-Behandlung innere Blockaden. Der ganzheitliche Ansatz dieser Therapie lässt die Psyche nicht unberührt und scheinbar längst Vergessenes und Verdrängtes dringt plötzlich ins Bewusstsein. Situationen, die der Patient nicht verarbeitet hat, „kommen hoch" und belasten.

Reaktion des Therapeuten

Was tun, wenn der Patient nach der Behandlung über Schmerzen, Kopfweh oder dergleichen klagt?

- Zunächst wird der Therapeut den Patienten beruhigen und eine Behand-lungspause einlegen. Schmerzen zeigen an, dass ein Prozess der Verände-rung abläuft. Sie sind grundsätzlich positiv zu werten und sollten nach etwa fünf bis sieben Tagen von alleine vergehen.
- Falls der Patient auf eine zweite Behandlung innerhalb von sieben Tagen nach dem ersten Termin drängt, hat sich die Breuß-Massage (siehe S. 201ff.) bewährt. Sie lindert die Nachwirkungen.
- Wenn die Beschwerden nach fünf bis sieben Tagen unverändert anhalten, empfiehlt sich eine zweite vollständige Behandlung nach Dorn. Eine Breuß-Massage zum Abschluss erhöht das Wohlbefinden erheblich.

Heilungshindernisse

In der Regel führt bereits die erste Behandlung durch einen erfahrenen The-rapeuten zu einem Erfolg. Wenn der Patient seine „Hausaufgaben" gewissen-haft macht, steht einer dauerhaften Heilung nichts mehr im Wege. Während einer Behandlung kann man eine Korrektur bis zu sechsmal wiederholen. Insbesondere bei stark ausgebildeten Fehlstellungen reicht eine solche einma-lige Behandlung oft nicht aus. Dann sollte man den Patienten zur nächsten Dorn-Behandlung nach ca. einer Woche einbestellen. Oft lässt sich die Kor-rektur dann schon leichter durchführen. Selbst wenn der Therapeut keine oder nur eine geringe Verbesserung tasten kann, berichtet der Patient häufig von einer subjektiven Verbesserung. Bei Korrekturen an der Brustwirbelsäule fühlt sich ein Patient z.b. freier oder er hat weniger Probleme mit Sodbrennen. Hier muss man als Therapeut entsprechend nachfragen.

Dennoch gibt es immer wieder Patienten, bei denen selbst drei oder vier Behandlungen ohne Erfolg bleiben. Dann sollte der Therapeut zunächst die Dorn-Therapie unterbrechen und nach möglichen Ursachen suchen. Solange dieser Hintergrund nicht aufgedeckt ist, greift auch eine weitere Behandlung nicht. Entweder steht der Heilung grundsätzlich etwas entgegen oder den Beschwerden liegen andere Ursachen zugrunde, bei denen die Dorn-Therapie nichts ausrichten kann.

Als Ursachen für das Ausbleiben des Erfolges kommen in Frage:

Unerfahrenheit des Therapeuten
Therapeuten, die erst neu mit der Dorn-Therapie beginnen, fühlen sich oft noch unsicher. Verbreitet ist die Angst, „man könne etwas kaputt machen", und der Therapeut arbeitet zu zaghaft. Die Dornfortsätze müssen sicher getastet und gedrückt werden, was der Therapeut erst nach einiger Übung richtig kann. Und natürlich beherrscht mancher Therapeut die Dorn-Therapie nicht so gut, wie er es können sollte. Hier muss der Therapeut sich selbst genau und selbstkritisch beobachten und seine Fertigkeiten üben.

Unzureichende Eigenübungen
Die Therapie greift auf Dauer nur, wenn der Patient die Anweisungen des Therapeuten befolgt und seine Übungen macht. Gerade unerfahrenen Therapeuten passiert es schnell, dass sie den Patienten zu kurz unterweisen und nicht eindringlich genug auf die tägliche Durchführung der Übungen achten. Ohne die „Hausaufgaben" kommt es häufig zu Rückfällen.

Störungen am Schlafplatz
Störungen am Schlafplatz können manche Therapie erheblich behindern. Sie verursachen einen unruhigen Schlaf und stören die Heilung. Lärm und Licht gehören wohl zu den häufigsten Problemen. Hinzu kommen ungeeignete Bettwäsche, Ausdünstungen von Kunststoffteilen oder behandelten Textilien oder auch ein unpassendes Bett inklusive des Rostes und der Matratze. Weniger offensichtlich sind Störungen durch Wasseradern, Netzgitter-Strahlungen oder Elektrosmog. Der Therapeut sollte gegebenenfalls mit seinem Patienten über seine Schlafgewohnheiten und vor allem sein Schlafzimmer sprechen. Derartige Störungen lassen sich häufig verhältnismäßig leicht abstellen; gege-

benenfalls werden die Möbel umgestellt, neu tapeziert oder die Mindestabstände zu Elektroleitungen beachtet. Typisch sind Beschwerden, die immer morgens auftreten und im Laufe des Tages nachlassen.

Psychische Probleme des Patienten
Die Wirbel stehen in enger Beziehung zu seelischen/psychischen Vorgängen des Patienten. Auf diesen Aspekt sollte man stets achten, wenn die Wirbel schon nach kurzer Zeit wieder verschoben sind. Vor allem wenn immer der gleiche Wirbel verrutscht, bedrückt den Patienten meist etwas. Nähere Hinweise gibt eine Übersicht, die die Zusammenhänge zwischen den einzelnen Wirbeln und psychischen/seelischen Problemen aufzeigt (siehe S. 35ff.).

Fehlhaltungen
Eine ständig falsche Körperhaltung macht ebenfalls den Erfolg einer Dorn-Behandlung zunichte. Ungünstig wirkt sich zum Beispiel das Schlafen auf dem Bauch aus. Dabei wird der Kopf um 90° gedreht und nimmt eine Stellung ein, in der sich die Halswirbel beim Schlaf leicht verschieben. Auch die Gewohnheit, vor dem Fernseher einzuschlafen, wirkt ungünstig auf die Halswirbel. Meist stützt man nämlich den Kopf mit einer Hand ab und drückt so die Halswirbel aus ihrer normalen Position. Vielen Patienten setzt eine berufsbedingte Fehlhaltung zu. Zahnärzte, Friseure u.a. arbeiten in einer leicht vorgebeugten Haltung. Bandarbeiter und Geigenspieler führen immer wieder die gleiche Bewegungsfolge aus. Die Angehörigen solcher Berufsgruppen leiden häufig unter Verschiebungen der Brustwirbelsäule. Weiter sind zu nennen alle einseitigen Belastungen, wie zum Beispiel beim Tennisspielen. Hier hilft es manchmal, einen anderen Schläger zu nehmen und möglichst oft den Schläger in die andere Hand zu nehmen, etwa beim Seitenwechsel.

Entzündungsherde
Die bekanntesten Entzündungsherde liegen in den Zähnen. Zähne, die an der Wurzel behandelt wurden, können lange Zeit eitern, ohne zu schmerzen. So kann ein ständig ziehender Schmerz, z.B. im linken Hüftgelenk und linken Knie, auf einen kranken Zahn hinweisen. Nähere Informationen hierzu finden sich in dem Buch „Schmerzen nein danke" von Dr. Schmitter.

Andere Erkrankungen
Viele Erkrankungen wirken bis in die Wirbelsäule. Bei Krebs können Knochenmetastasen entstehen. Darm- und Unterleibsprobleme belasten die Wirbelsäule, Stoffwechselstörungen rufen durch Übersäuerung Gelenkschmerzen hervor.

Was noch?

Der Patient will nicht wirklich gesund werden und sträubt sich unbewusst gegen eine Heilung. Ein altes chinesisches Sprichwort sagt: „Um geliebt zu werden, brauche ich nicht krank zu sein." Viele Menschen flüchten sich in eine Krankheit, weil sie mehr Zuwendung vom Partner, Eltern, Kindern usw. erhoffen und meist auch bekommen.

Hinweise für den Patienten

Mitarbeit während der Behandlung

Der Patient trägt durch sein Verhalten maßgeblich zur dauerhaften Heilung bei. Seine aktive Mitarbeit ist gefordert.

Übungen

Der Dorn-Therapeut zeigt seinem Patienten Übungen, mit denen dieser seine Gelenke selbst wieder einrichten kann. Mit der einmaligen Korrektur der Beinlängen und der Wirbel ist eine dauerhafte Heilung nicht gegeben. Vor allem das Hüftgelenk verrutscht durch längeres Sitzen recht schnell wieder. Meist merken die Patienten das nicht einmal. Erst nach einiger Zeit spüren sie die Folgen des Beckenschiefstandes im Rücken.

Eigenübungen sind deshalb unverzichtbarer Bestandteil einer erfolgreichen und vor allem auch dauerhaft wirkungsvollen Therapie. Ein guter Therapeut gibt seinem Patienten daher passende „Hausaufgaben" mit. Diese müssen täglich mit großer Sorgfalt durchgeführt werden (siehe Hinweise zur Selbstkorrektur bei den jeweiligen Gelenken S. 80, 88, 94, 102). Wichtig ist, dass der Patient in den ersten ein bis drei Monaten nach der Behandlung dafür sorgt, dass das Gelenk möglichst immer in der richtigen Stellung bleibt, also z.B. der Hüftgelenkkopf in der Gelenkpfanne. Nur dann straffen und regenerieren sich die Bänder und halten diese Stellung fest. Ohne Eigenübungen rutscht das Gelenk immer wieder aus der Pfanne. Auch wenn die Schmerzen und Probleme verschwunden sind, sollte man diese Übung zur Vorbeugung täglich abends wiederholen.

Gegebenenfalls kommt ein Muskel- und/oder Verhaltenstraining hinzu. Eine verhärtete, verspannte Muskulatur belastet ein Gelenk unnötig stark bzw. zieht früher oder später den Wirbel wieder aus der korrekten Position heraus. Eine zu schwache Muskulatur kann den korrigierten Zustand nicht halten. Durch gezielte Nacharbeit werden muskuläre Ungleichheiten beseitigt bzw. die Muskulatur gestärkt.

Viel trinken

Reichliches Trinken beugt Nebenwirkungen vor und hilft beim Entschlacken. Die Dorn-Behandlung regt Stoffwechselprozesse an. Der Körper mobilisiert Schlacken, Säuren und Salze, die er in den Jahren zuvor in den erweiterten Gelenkspalten abgelagert hat. Der Patient hilft seinem Körper die unerwünschten Stoffe zu entgiften und auszuscheiden, indem er reichlich Flüssigkeit zuführt. Am Tag sollte der Patient zwei bis drei Liter Wasser (möglichst ohne Kohlensäure, z.B. Volvic, Evian) und/oder Kräutertee trinken. Kaffee und Milch sind dagegen nicht geeignet. Kopfschmerzen nach der Behandlung sind häufig ein Zeichen, dass mehr Wasser getrunken werden sollte.

Anstrengung vermeiden

Der Patient sollte das Gelenk schonen, bis die Bänder die neue Position halten können. Der Körper muss die neue Position der Gelenke und Wirbel stabilisieren. Es dauert einige Tage bis Wochen, bis sich die Muskeln, Sehnen und Bänder der neuen Lage angepasst haben. Der Patient sollte die nächsten 4–5 Tage unbedingt Anstrengungen vermeiden und auf keinen Fall schwer tragen oder die Wirbelsäule einseitig belasten. Dehnübungen und Yoga sind vorerst zu vermeiden, ebenso das Sitzen mit übereinander geschlagenen Beinen. Vorsicht auch bei schnellen, ruckartigen Bewegungen, sie können die Wirbel und Gelenke wieder verschieben.

Vorbeugung

Die folgenden Übungen dienen auch der Selbstbehandlung. Der Patient kann sie ohne ausdrückliche Anweisung des Therapeuten in eigenem Ermessen durchführen. Bei der Selbstbehandlung ist eine Kontrolle der Beinlängen nicht möglich. Man behilft sich damit, dass man nacheinander beide Beine korrigiert. Als Kontrolle dient dann das Körpergefühl.

Übungen

Selbstkorrektur des Hüftgelenks

Aufgrund der großen Bedeutung des „Herausrutschens" der Hüftgelenke sollte der Patient nach Möglichkeit selbst sein Hüftgelenk regelmäßig (täglich) einrichten. Der Therapeut leitet ihn an. Die Korrektur kann im Liegen oder Stehen erfolgen (ausführliche Darstellung auf S. 80ff.).

Für die ganze Wirbelsäule

Ausführung
- Der Patient stützt sich im Turnbarren oder zwischen zwei stabilen Stuhllehnen oder Tischen mit gestreckten Armen ab. Die Füße hängen dabei wenige Zentimeter über dem Boden in der Luft (Abb. 40, S. 180).
- Die Beine werden nun gegenläufig nach vorn und hinten gependelt.

Durch dieses Schwingen der Beine wird das gesamte Skelett mitbewegt und die Wirbelsäule kann sich korrigieren. Das Kreuzbein wird entlastet und durch das Schwingen der Beine lösen sich Blockaden in der Wirbelsäule.

Einrichten von Becken, Steiß- und Kreuzbein

Mit dieser Übung können Blockaden im Kreuzbein und dem Iliosakralgelenk gelöst werden. Die Übung kann bei Kreuzschmerzen oder zur Prophylaxe eingesetzt werden.

Ausführung
- Der Patient legt sich bis zum Gesäß mit dem Rücken auf einen Tisch oder eine Bank. Die Tischkante liegt am Kreuzbein, die Beine hängen frei in der Luft. Die Arme liegen stützend neben dem Körper (Abb. 41, S. 181).
- Die angewinkelten Beine schwingen gegenläufig auf und ab. Die Lendenwirbelsäule sollte dabei unbedingt aufliegen (nicht ins Hohlkreuz geraten!).

Hinweise
- Die Unterlage sollte hart sein. Ein Sofa oder Bett sind also zu weich für diese Übung.

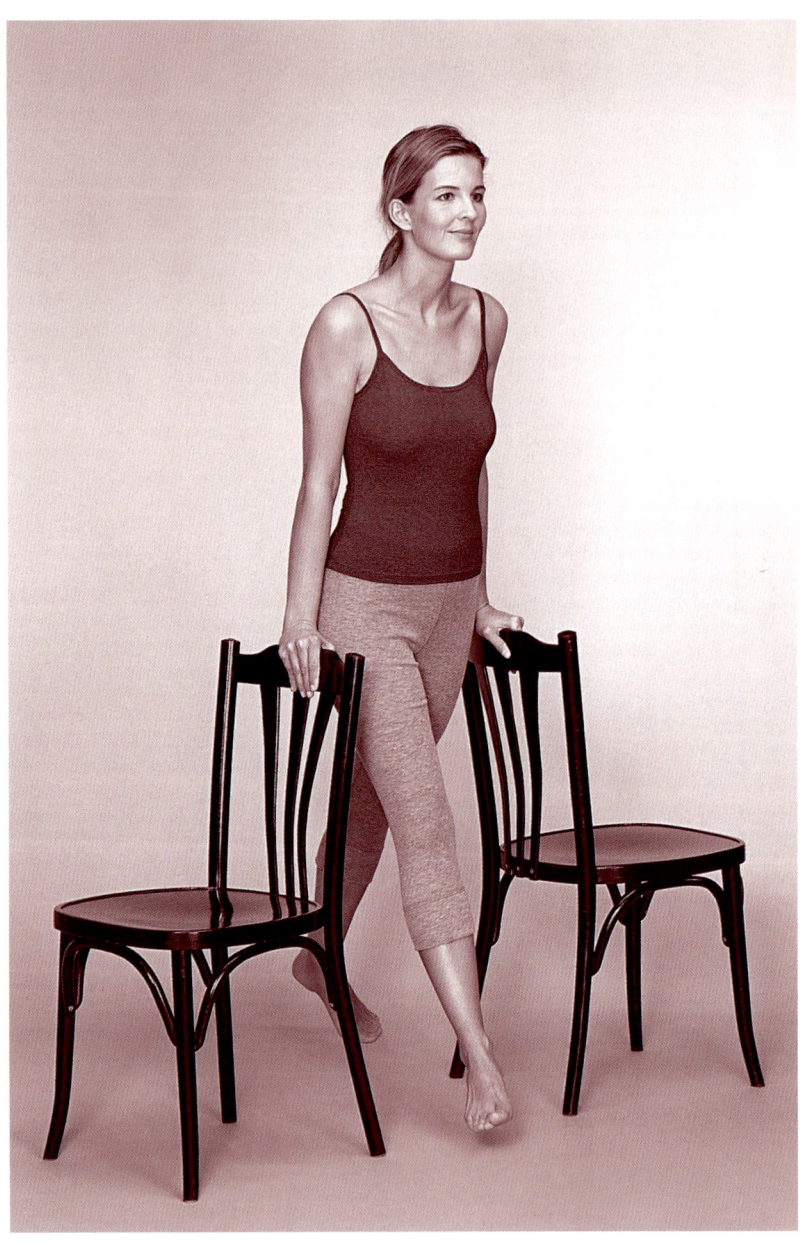

Abb. 40: Pendeln der Beine zwischen zwei Stühlen

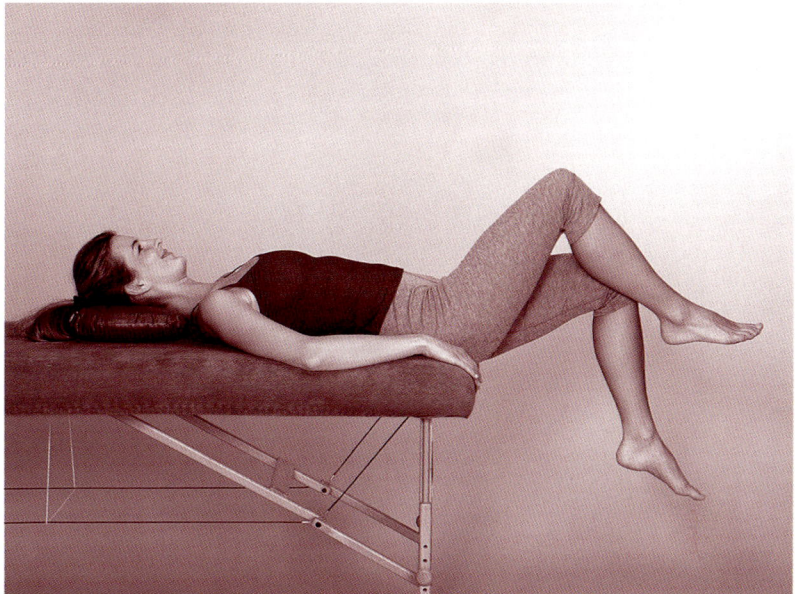

Abb. 41: Einrichten von Becken, Steiß- und Kreuzbein

- Diese Übung sollte von Personen mit Problemen mit dem 4. und 5. Lendenwirbel nur dann durchgeführt werden, wenn keine starken Schmerzen auftreten.
- Bei guten Bauchmuskeln kann die Übung auch mit gestreckten Beinen durchgeführt werden. Die Beine dürfen immer nur so weit gestreckt werden, wie der Patient sie halten kann, ohne ins Hohlkreuz zu geraten.

Kreuzbein lockern
Die so genannte „Schüttelübung" hilft bei immer wiederkehrenden unklaren Kreuzschmerzen und Steifheit. Die Bewegungsabfolge erinnert an den Modetanz Twist.

Ausführung
- Der Patient korrigiert zuerst die Hüftgelenke (im Stehen, siehe S. 82).
- Dann stellt er sich mit beiden Beinen fest auf den Boden. Die Füße stehen etwa zwei Handbreit auseinander, die Fußspitzen stehen parallel zueinander. Die Knie sind leicht eingeknickt. Arme lockern und dann die Unterarme anwinkeln.

- Nun schwingt der Patient das Becken leicht pendelnd um die eigene Achse. Zuerst schwingt die rechte Beckenschaufel vor, dann die linke. Die Unterarme bewegen sich im Gegentakt.

Hinweise
- Langsames Schwingen ist ebenso erlaubt wie schnelles, ideal ist ein Wechsel der Geschwindigkeiten.
- Wichtig ist, dass das Kreuzbein gut durchgeschüttelt wird.

Halswirbel-Übung
Bei leichten Schmerzen oder Verspannungen im Hals- und Schulter-Bereich oder zur Vorbeugung bietet sich diese Selbsthilfeübung nach Dorn an.

Ausführung
- Der Patient drückt mit den Fingerbeeren der vier Finger beider Hände rechts und links entlang der Halswirbelsäule flach auf die Querfortsätze.
- Unter diesem beidseitigen Druck wird der Kopf langsam nach rechts und links gedreht (Nein-Bewegung). Dabei spürt er den leichten Druck auf die

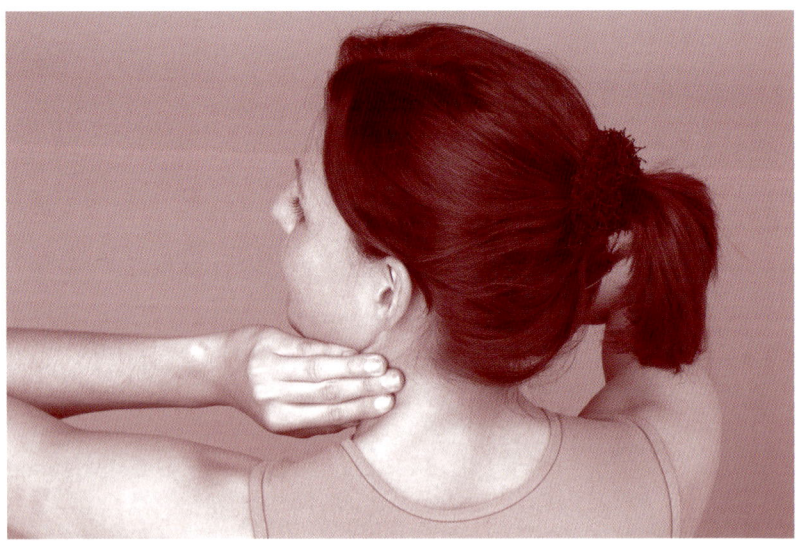

Abb. 42: Halswirbel-Übung

Wirbel, manchmal einen leichten Schmerz, aber häufig ein leichtes Knacken oder Knirschen.

* Während der Nein-Bewegung drückt der Patient gefühlvoll waagerecht auf die vorstehenden Querfortsätze der Halswirbel.
* Man beginnt mit den Fingerbeeren beider Hände unten am Hals auf die Querfortsätze zu drücken und 10- bis 20-mal die Nein-Bewegung zu machen. Entsprechend an der mittleren und oberen Halswirbelsäule fortfahren.

Hinweis
Zur Vorbeugung empfiehlt es sich täglich, z.b. morgens nach dem Aufstehen, diese Übung anzuwenden. Die Übung kann unter Umständen schmerzhaft sein. Der Schmerz lässt aber sofort nach, wenn die Finger weggenommen werden.

Der Akmon
Der Akmon ist eine Selbsthilfe-Übung, die von dem Heilpraktiker Oliver B. Schmid aus Rothenburg o.d.T. entwickelt wurde. Der Akmon gehört zu einer Übungsabfolge, die aus drei Bewegungen besteht: dem Akmon, der Lebensschaukel und der Rumba. Diese Bewegungsabfolge wird als „Der Dreisatz" oder „Das Tai Chi des Alltags" bezeichnet. Hier geht es nur um den Akmon, der wie der gesamte Dreisatz auf einfachen Alltagsbewegungen beruht. Er kann einseitige Bewegungen und Körperhaltungen des Alltags ausgleichen. Der Akmon wird zur Vorbeugung wie auch zur gezielten Selbsthilfe zum Einrichten – insbesondere der Brust- und Halswirbelsäule – eingesetzt. Für diese Übung werden nur wenige Minuten benötigt. Zum Erlernen wird der Akmon im Folgenden in mehreren Schritten beschrieben.

Ausführung
* 1. Schritt, das Gehen des Akmon: Man beginnt auf der Stelle zu gehen, ohne die Zehen vom Boden abzuheben. Die Unterarme pendeln gegenläufig zur Bewegung der Beine, wie beim Wandern. Das heißt, wenn das rechte Knie nach vorne kommt, pendelt der linke Unterarm leicht nach vorne oben – und umgekehrt.
* 2. Schritt, das Schwingen des Akmon: Unter Beibehaltung des Rhythmus wird aus dem Pendeln der Arme ein lockeres Schwingen der locker hängenden Arme in gleicher Richtung um den Körper. Die Gehbewegung wird dabei entsprechend langsamer. Das jeweils aktive (nach vorne gebeugte) Bein bewegt sich nun ebenfalls etwas mehr. Das Knie wird hierbei

in einer leichten Drehbewegung über die Körpermitte hinaus zur anderen Seite hin bewegt. Zum Beispiel bedeutet der Armschwung nach rechts, dass das rechte Knie zum Ausgleich gegenläufig nach links schwingt. Die Ausgangs- und Hauptbewegung des Akmon ist der Schwung der Arme. Das heißt nochmals genauer, wenn der linke Arm vorne am Körper entlang nach rechts schwingt und der rechte Arm gleichzeitig in gleicher Richtung locker nach hinten um den Körper schwingt, bewegt sich das rechte Knie als Schwungausgleich gegenläufig dazu. Entsprechend erfolgt die Bewegung zur anderen Seite hin. Der Akmon wirkt durch die entspannte rhythmisch gegenläufige Drehung der Wirbelsäule. Es ist darauf zu achten, dass der ganze Körper möglichst entspannt ist und die Arme locker hängend um den Körper schwingen.

- 3. Schritt, die Kopfdrehung des Akmon: Die rhythmische Bewegung wird weiter beibehalten. Nun dreht man auch den Kopf mit. Der Kopf dreht sich im gleichen Rhythmus wie das aktive Bein nach links und rechts mit. So schaut man immer auf die Seite, zu der das angewinkelte Knie zeigt. Wenn also das rechte Knie nach vorne links geht, wird der Kopf auch nach links gedreht. Der Kopf und das jeweilige Knie bewegen sich gleichzeitig gegenläufig zu den schwingenden Armen.

- 4. Schritt, der erweiterte Akmon: Aus dem entspannten Armschwung hebt sich nun – unter Beibehaltung des Bewegungsrhythmus – der vordere Unterarm etwas höher. Der andere Arm schwingt locker hängend nach hinten um den Körper herum. Der Handrücken des vorm Köper schwingenden Armes berührt leicht die Schulter des anderen Armes. Auch das aktive Knie wird jetzt weiter hoch genommen und etwas zur anderen Körperseite hin bewegt. Der Fuß wird etwa 20 cm vom Boden abgehoben. Die Drehkräfte, die durch den lockernden Schwung der Arme entstehen, werden durch die gegenläufige Bewegung von Knie und Kopf ausgeglichen.

Hinweis

Die möglichst locker hängenden und ausschwingenden Arme bestimmen den Rhythmus der Gesamtbewegung. Mit dem Akmon wird die Wirbelsäule vom Übenden selbst rhythmisch therapeutisch bewegt, so dass, bei regelmäßiger Übung, verschobene Wirbel mit der Zeit wieder an ihren Platz eingerichtet werden – oft ist hiermit auch im Akutfall eine sofortige Selbsthilfe möglich.

Zusätzliche Hinweise

Unnatürliche Haltungen vermeiden
Zu vermeiden sind vieles Sitzen, Sitzen mit überkreuzten Beine, langes Autofahren, einseitige Körperhaltung, Schlafen in Bauchlage usw. Das alles sind
unnatürliche Haltungen, die die Wirbelsäule und die Gelenke, insbesondere
die Hüftgelenke, belasten. Wenn sich solche Haltungen nicht vermeiden lassen, sollte man regelmäßig die Hüftgelenke korrigieren (siehe S. 82). Hinweise zu richtiger Haltung gibt z.b. das Buch „Ismakogie" von Frau Dr.
Podleschak.

Sitzen
Beim freien Sitzen, also dem Sitzen ohne sich anzulehnen, werden die Rückenmuskeln trainiert. Dabei sitzt man auf den Sitzbeinhöckern und der Rücken
richtet sich von alleine auf und nimmt eine ideale Haltung ein. Das stärkt die
Rückenmuskulatur auch ohne spezielles Training.

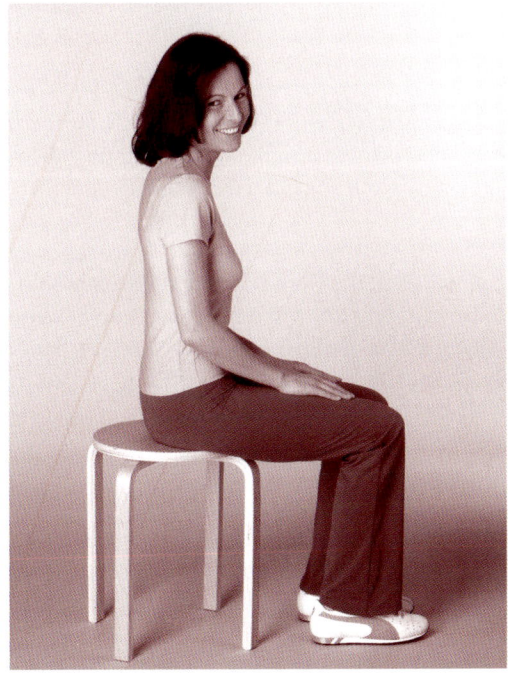

Abb. 43: Korrekte Sitzhaltung

Falls sich langes Sitzen nicht vermeiden lässt, hat sich ein Schwingstuhl bewährt. Die schwingungsfähigen Stühle unterstützen die leichte Eigenschwingung des Körpers und verhindern damit die Erstarrung der natürlichen Körperbewegungen. Durch den „Bio-Swing" z.B. bleibt der Sitzende vitaler, entspannter und aktiver (siehe Kongressbericht „2. Deutscher Wirbelsäulen-Kongress der Dorn-Methode"). Eine Alternative bieten Gymnastikbälle zum Sitzen.

Stehen
Viele Menschen belasten beim Stehen nur ein Bein oder sie lehnen sich an. Dieses Verhalten lässt oft auf eine Beinlängendifferenz schließen. Der Mensch steht lieber auf dem kürzeren Bein. Weil das nach längerer Zeit anfängt zu schmerzen, wechselt der Betroffene seine Position.

Beim Stehen sollte man die Knie leicht gebeugt lassen und etwas schwingen. Langes Stehen fällt leichter bei einer leichten Pendelbewegung. Man verlagert sein Körpergewicht abwechselnd auf die Fußspitzen und dann auf die Fersen. Mit einer leichten Pendelbewegung, die eine „liegende Acht" um die eigene Körperachse beschreibt, kann man lange unbeschwert und ohne Schmerzen stehen.

Vorgebeugter Körper
Langes Sitzen oder Stehen mit leicht vorgebeugtem Körper schädigt die Wirbelsäule. Oftmals ließe sich diese unnatürliche Haltung allein durch ein der Körperhöhe und dem Zweck angepasstes Mobiliar vermeiden.

Richtig bücken
Zum Bücken sollte man in die Knie gehen und keinesfalls die Bewegung aus dem Kreuz heraus ausführen. Das geschieht fast immer einseitig und überdehnt auf der anderen Seite die Rückenmuskeln und die Bänder. Das Bücken sollte mit der Kraft der Oberschenkel durchgeführt werden. Dabei sollte der Rücken gerade bleiben.

Schlafhaltung
Ungünstige Schlafhaltungen ziehen schnell die Halswirbel in Mitleidenschaft. Wer den Kopf mit der Hand abstützt, kann Halswirbel aus ihrer natürlichen Position drücken. Wer auf dem Bauch schläft, verkrümmt den Hals.

Muskeltraining
Gut trainierte Muskeln im Rücken-, Bein- und Bauchbereich stützen die Wirbelsäule und erleichtern die alltäglichen Belastungen.

Rückenfreundliche Sportarten
• Joggen: beansprucht die Lendenwirbel, sie werden rhythmisch be- und
  entlastet. Das wiederum versorgt die Bandscheiben gut. Bei jedem Schritt
  bewegt sich das Kreuzbein leicht vor und zurück.
• Fahrradfahren: entlastet die Hüft- und Kniegelenke. Der Lenker sollte
  möglichst hoch gestellt werden, damit die Wirbelsäule nicht gekrümmt ist.
• Rückenschwimmen
• Tanzen
• Skilanglauf

Bewegungen koordinieren
Balanceübungen halten die Wirbelsäule gerade. Die einfachste Übung dieser
Art ist das Balancieren von Gegenständen auf dem Kopf. Geübte Balancierer
können dabei recht schnell gehen und Lasten auf dem Kopf tragen.

Hüftgelenke einrichten
Diese einfache und schnelle Korrektur sollte zum täglichen Muss werden.
Einmal kurz vor dem Schlafengehen die Hüfte korrigieren kann langfristig
vor schwerwiegenden Schäden schützen.

Kreuzbein lockern
Hierzu bietet sich die Schüttelübung (siehe S. 181) und das Pendeln zwischen zwei Stühlen (Abb. 40) an.

Gesunde Ernährung
Eine gesunde, vollwertige Ernährung und vor allem ausreichende Flüssig-
keitszufuhr (täglich 2–3 Liter Wasser trinken) verhindern ein Übersäuern
und Verhärten der Muskeln.

Psyche
Auch psychische/seelische Belastungen können zu chronischen Muskelverspannungen führen.

Die Fünf Tibeter
Als Ausgleich für die tägliche Belastung bieten sich Übungen nach den Fünf
Tibetern an. Es sind bewährte Kombinationen aus Bewegung und Belastung.
Regelmäßig ausgeführt, machen sie das Muskel-Bänder-Knochen-System des
Körpers auch ohne Sport und intensive körperliche Arbeit stark. Es sind ide-
ale einfache Übungen zur Kräftigung und Stabilisierung von Bändern und

Gelenken, zur Lockerung verspannter Muskeln und zur sanften Kräftigung des Kreislaufs. Fünf Minuten Übungen jeden Morgen lassen chronische Schmerzzustände im Kreuz- und Brustwirbelsäulen-Bereich langsam verschwinden. Außerdem stärken sie die zuvor korrigierten Hüftgelenke.

Wer damit beginnt, sollte zunächst für vier Wochen jede Übung nur 3- bis 4-mal wiederholen. Dann jeden Monat die Anzahl der Wiederholungen (bis maximal 21 Wiederholungen) erhöhen. Zu Beginn können sich Blockaden oder leichte Schmerzzustände verschlimmern. Man sollte trotzdem mit den Übungen weitermachen.

Entspannungsübungen
Die meisten Rückenschmerzen entstehen durch Verspannungen der Rückenmuskulatur. Der Patient muss lernen, seine Muskeln gezielt zu entspannen. Hilfreich sind Yoga, Tai Chi, Qi Gong u.a.

Fallbeispiele

Frau A. aus W., 62 Jahre

Vorgeschichte und Beschwerden:
Die Patientin litt seit drei Jahren an chronischen Ischiasschmerzen.

Befund nach Dorn:
Beinlängenkontrolle: linkes Bein 2 cm zu lang, rechtes Bein 0,5 cm zu lang. Kreuzbein nach links, Lendenwirbel L5 nach rechts, L4 nach links und Brustwirbel Th12 nach rechts verschoben. Skoliose der Brustwirbelsäule.

Therapie:
Zwei Dorn-Behandlungen während des Urlaubs der Patientin im Abstand von drei Tagen. Nach Korrektur im unteren Bereich bis Th12 trat sofort Schmerzfreiheit ein. Die Skoliose der Brustwirbelsäule wurde nicht mehr behandelt, da kein Schmerz vorhanden war.
   Hausaufgabe: Selbstkorrektur der Hüftgelenke mit der Handtuchübung (siehe S. 81f.).

Nach der Dorn-Therapie:
Die zwei Dorn-Behandlungen bewirkten eine vorübergehende Linderung der Schmerzen. Anschließend machte die Patientin täglich ihre Übungen und bezeichnete sich nach vier Monaten als völlig schmerzfrei; sie blieb auch schmerzfrei. Weitere Behandlungen waren nicht nötig.

Frau P. aus F., 62 Jahre

Vorgeschichte und Beschwerden:
Die Patientin litt seit einigen Jahren unter Kreuzschmerzen, Ischias- und Halswirbelbeschwerden. Die Beschwerden strahlten bis in die linke Hand

aus. Beim Laufen trat im linken Fuß häufig ein Taubheitsgefühl auf. Wegen einer früheren Nierentransplantation scheute die Patientin eine ärztliche Behandlung und nahm keine Medikamente gegen die Rückenbeschwerden ein.

Befund nach Dorn:
Beinlänge: rechtes Bein 2 cm herausgerutscht. Iliosakralgelenk: linke Beckenschaufel nach außen (dorsal) hin verschoben. L5 bis L3 nach links verschoben (Problem linkes Bein), Th10 bis Th8 nach rechts verschoben (Problem Niere), Th2, Th1 und C7 nach links verschoben (Problem linker Arm / linke Hand), C1 und C2 nach rechts verschoben (Halswirbelsäulenprobleme).

Therapie:
Die Patientin erhielt zwei vollständige Dorn-Behandlungen in einem Abstand von 5 Monaten.
　　Hausaufgabe: Jeden Abend Selbstkorrektur beider Hüftgelenke im Liegen mit einem Handtuch (siehe S. 81f).

Nach der Dorn-Therapie:
Die Patientin berichtete über ein sehr angenehmes Gefühl im Rücken unmittelbar nach der Behandlung. Sie konnte wieder aufrecht gehen. Die Taubheit im Fuß ließ schnell nach. Die Probleme mit der Halswirbelsäule und der Ausstrahlung in die linke Hand waren bereits nach der ersten Behandlung verschwunden.

Frau S. aus G., 57 Jahre

Beschwerden:
Die Patientin spürte ihre ungleich langen Beine. Ihr linkes Bein fühlte sich pelzig an. Diese Beschwerden bestanden bereits seit zwei Jahren.

Befund nach Dorn:
Beide Hüftgelenke subluxiert. Rechtes Bein 2 cm, linkes Bein 1 cm herausgerutscht. Kreuzbein leicht verschoben, die Lendenwirbelsäule machte einen Bogen nach links, mehrere Brustwirbel waren nach rechts bzw. links verschoben. C5 nach links verdreht (war unerkannt, machte keine aktuellen Probleme).

Therapie:
Eine vollständige Dorn-Behandlung.
Hausaufgabe: Selbstkorrektur des Hüftgelenks im Liegen (siehe S. 80f.).

Nach der Dorn-Therapie:
Die Beschwerden verschwanden nach der ersten Dorn-Behandlung. Zwei
Monate danach trat das pelzige Gefühl im linken Bein wieder auf. Die Patientin führte die Übungen durch und die Beschwerden verschwanden wieder.

Herr M. aus S., 82 Jahre

Vorgeschichte und Beschwerden:
Seit 18 Monaten konnte sich der Patient nur noch unter Schmerzen fortbewegen. Auch das Sitzen und sogar das Liegen schmerzten. Er unterzog sich
verschiedenen schulmedizinischen und naturheilkundlichen Behandlungen,
die alle keine Linderung brachten.

Befund nach Dorn:
Beide Hüftgelenke waren bis zu 3 cm herausgerutscht. Mehrere Wirbel in der
Lendenwirbelsäule und der Brustwirbelsäule waren abwechselnd nach rechts
und links verschoben.

Therapie:
Eine vollständige Dorn-Behandlung.
    Hausaufgabe: Selbstkorrektur der Hüftgelenke im Liegen mit einem Hand-
tuch jeden Abend (siehe S. 81f.). Auch nach Verschwinden der Schmerzen
damit fortfahren.

Nach der Dorn-Therapie:
Acht Tage nach der einmalig durchgeführten Dorn-Behandlung verschwanden die Schmerzen. Mittlerweile kann der Patient wieder zwei Stunden lang
problemlos Fahrrad fahren.

Herr B. aus K., 45 Jahre

Vorgeschichte und Beschwerden:
Der Orthopäde diagnostizierte einen Bandscheibenvorfall und behandelte über vier Wochen hinweg mit Kortisonspritzen, Elektrotherapie und Chiropraktik. Die Behandlung brachte keine Besserung der Beschwerden.

Befund nach Dorn:
Unterschiedliche Beinlängen. Leichte Skoliose von der Lendenwirbelsäule bis zur Halswirbelsäule. L4 und L3 stark verschoben.

Therapie:
Sieben vollständige Dorn-Behandlungen in drei Monaten. Dazu Breuß-Massage.

Nach der Dorn-Therapie:
Die erste Dorn-Behandlung brachte eine sofortige Linderung der Schmerzen. Nach drei weiteren Sitzungen verließ der Patient vollkommen beschwerdefrei die Praxis. Danach gab es keinen Rückfall.

Frau B. aus K., 35 Jahre

Vorgeschichte und Beschwerden:
Die Patientin wurde mit einem Bandscheibenvorfall ins Krankenhaus eingeliefert. Dort lag sie im Stufenbett, bekam schmerzstillende Spritzen und Tabletten. Die Ärzte wollten operieren. Einen Tag vor der geplanten Operation verließ sie die Klinik und kam in die Dorn-Praxis.

Befund nach Dorn:
Beinlängenunterschied 3 cm, Rechtsverschiebung der Lendenwirbel L5 bis L1.

Therapie:
Zwei Dorn-Behandlungen im Abstand von 6 Tagen.

Nach der Dorn-Therapie:
Die Patientin war nach der ersten Behandlung schmerzfrei. Vorsorglich wurde sechs Tage später die Wirbelsäule kontrolliert. Es war alles in Ordnung. Die Hausaufgaben wurden von der Patientin korrekt durchgeführt.

Frau R. aus M., 59 Jahre

Vorgeschichte und Beschwerden:
Die Patientin litt unter einem ausgeprägtem Rundrücken. Sie klagte über starke Rücken- und häufige Kopfschmerzen, ihre Muskeln waren verhärtet.

Befund nach Dorn:
Ausgeprägter Rundrücken und sehr feste Rückenmuskulatur. Linkes Bein 1 cm länger, Kreuzbein nach links gedreht. Nach rechts waren die folgenden Wirbel verschoben: L5, Th10, Th11, Th1–4 und C6–4. Die Wirbel C2 und C3 waren nach links verschoben.

Therapie:
Vollständige Dorn-Behandlungen über einen Zeitraum von vier Jahren, Breuß-Massagen, Rückenmassagen mit Schröpfköpfen und Johanniskrautöl (unblutig).
    Hausaufgabe: Selbstkorrektur der Hüftgelenke im Liegen mit Handtuch (siehe S. 81f.), tägliche Gymnastik zur Stärkung der Rückenmuskulatur, Ernährungstherapie (Fasten, Entsäuern).

Verlauf:
Zu Beginn erhielt die Patientin Dorn-Behandlungen, die ihr für kurze Zeit deutliche Besserung brachten. Als die Hals- und Brustwirbel wieder verrutschten, traten die Schmerzen erneut auf. Es folgte eine Reihe von Behandlungen wie Dorn-Therapie, chiropraktische Eingriffe, Massagen und Krankengymnastik. Allmählich ließen die Schmerzen nach und der Rundrücken wurde gerader. Nach wie vor war die Muskulatur sehr verhärtet. Nach drei Jahren erhielt die Patientin wieder Dorn-Behandlungen und zusätzlich zweimal wöchentlich eine manuelle Therapie zur Lockerung der Muskulatur. Es folgten vollständige Dorn-Behandlungen und Breuß-Massagen mit Johanniskrautöl, Übungen zur Stärkung der Rückenmuskulatur, Fasten und Entwässern, Thermalbäder, Ernährungstherapie, was in seiner Gesamtheit schließlich zum Erfolg führte. Vorübergehende Knieprobleme wurden ebenfalls mit Unterstützung der Dorn-Therapie behoben.

Frau M. aus S., 52 Jahre

Vorgeschichte und Beschwerden:
Die Patientin litt seit über 25 Jahren an Schmerzen der Wirbelsäule und einer Fibromyalgie. Die Ärzte/Orthopäden behandelten sie mehrfach chiropraktisch, doch die Schmerzen verstärkten sich. Außerdem litt sie unter Schmerzen im Unterleib.

Befund nach Dorn:
Beinlängendifferenz, linkes Bein 1,5 cm und rechtes Bein 0,5 cm zu lang. Das Kreuzbein war nach links verschoben. L5 bis L1 nach rechts, Th12 bis Th10 sowie Th4 und Th5 nach rechts, C7 und C6 nach links und C1 nach rechts verschoben. Außerdem: rheumatische Schmerzen und Schuppenflechte.

Therapie:
Drei vollständige Dorn-Behandlungen in zweimonatigem Abstand. Unterstützende Maßnahmen mit Dunkelfelddiagnostik nach Enderlein und Sanumtherapie.

Nach der Dorn-Therapie:
Die Patientin bezeichnete sich nach der ersten Dorn-Behandlung über mehrere Tage hinweg als schmerzfrei. Sie fühlte sich wohl und leicht. Weitere Behandlungen verlängerten die Zeit der Schmerzfreiheit. Zudem verschwanden ihre Schmerzen im Unterleib völlig.

Frau L. aus W., 28 Jahre

Vorgeschichte und Beschwerden:
Die Patientin litt seit 3 $^1/_2$ Jahren immer häufiger unter starken Schmerzen in Hals-, Brust- und Lendenwirbelsäule. In immer kürzeren Abständen wurde sie mit Krankengymnastik, Chiropraktik, Schmerzmitteln und Spritzen behandelt. Zudem wurde ihr eine Schuherhöhung wegen eines längeren Beines verordnet. Nach drei Jahren wurden die ins rechte Bein ausstrahlenden Schmerzen immer schlimmer. Die Patientin konnte sich nicht mehr ohne Gehstützen fortbewegen. Es folgten Physiotherapie, Fango-Packungen, Wassergymnastik, Rückenschulungen, Akupunktur zur Schmerzbehandlung und schließlich ein Versuch der Versteifung (Sklerosierung) des Überganges von Lendenwirbel L4 zu L5. Ohne Erfolg! Es wurde ihr zur Entfernung des 5.

Lendenwirbels geraten. Auch ein weiterer Versuch mit verschiedenen Methoden von Osteopathie bis Wassergymnastik brachte keinen Erfolg. So kam die Patientin schließlich zur Dorn-Therapie.

Befund nach Dorn:
Die Untersuchung der Beinlängen zeigte: linkes Bein um 2,5 cm und rechtes Bein um 0,8 cm zu lang. Lendenwirbel von L5 bis L1 mit leichtem Bogen nach rechts seitlich verschoben. Maximale Verschiebung bei L5 von ca. 4 mm.

Therapie:
Drei vollständige Dorn-Behandlungen und zur schnelleren Stabilisierung zwei Breuß-Massagen. Der Schwerpunkt der Dorn-Behandlungen lag bei den Lendenwirbeln L4 und L5, welche die Hauptursache der Beschwerden waren.

Nach der Dorn-Therapie:
Die Patientin konnte gleich nach der ersten Behandlung wieder ohne Gehhilfen gehen und sogar Treppensteigen. Sie verbrachte die erste Nacht seit Jahren ohne Schmerzmittel. Zur Nachsorge wurden noch zwei weitere Dorn-Behandlungen durchgeführt. Außerdem machte sie eine Kur zur Rehabilitation. Sie ist quasi schmerz- und beschwerdefrei, kann wieder arbeiten, Auto und Rad fahren.

Frau G. aus St., 64 Jahre

Vorgeschichte und Beschwerden:
Die Patientin litt schon seit vielen Jahren unter Rückenproblemen. Sie hatte zwei Bandscheibenoperationen hinter sich. Nach dem dritten Bandscheibenvorfall brachte sie ihr Mann unter ihrem Protest in die Praxis.

Befund nach Dorn:
Beinlängen: beide Hüftgelenke waren ca. 2 cm herausgerutscht. L4 und L5 stark nach links verschoben. Eine Operationsnarbe bei L4 und L5, Kreuzbein nach links verschoben, Th10, Th8, Th2 und Th3 ebenfalls nach rechts verschoben. Halswirbel C2 und C3 stark nach links verschoben.

Therapie:
Zunächst einmalige Dorn-Behandlung und Breuß-Massage. Seitdem alle vier Monate vorsorglich eine Behandlung nach Dorn.

Nach der Dorn-Therapie:
Schon nach der ersten Behandlung und einer Breuß-Massage verschwanden die Schmerzen. Die Patientin konnte die geplante Operation absagen. Die Schmerzfreiheit hielt bis heute an.

Frau H. aus K., 47 Jahre

Vorgeschichte und Beschwerden:
Wechselnde Wirbelsäulenbeschwerden, Ohrensausen. Die Patientin war bereits mit Akupunktur, Fußreflexzonentherapie und Chiropraktik behandelt worden.

Befund nach Dorn:
Beckenschieflage um ca. 2 cm. Linkes Bein 2 cm länger. Die Lendenwirbelsäule machte einen Bogen nach rechts. Th1–3 verschoben. Probleme im Bereich der Halswirbelsäule (Ohrensausen).

Therapie:
Eine vollständige Dorn-Behandlung. Unter anderem Selbstkorrektur des Hüftgelenks im Liegen mit Hilfe eines Handtuchs (siehe S. 81f.). Die Korrektur der Wirbel, insbesondere der Halswirbel, wurde als sehr schmerzhaft empfunden.
    Hausaufgabe: weiter regelmäßig (täglich) die Handtuchübung.

Nach der Dorn-Therapie:
Unmittelbar nach der Behandlung: Gefühl der Erleichterung, aufrechtes Gefühl. Die Patientin fühlte sich größer und kräftiger.
    Anschließend 3–4 Tage lang starker Muskelkater entlang der ganzen Wirbelsäule und Rückenpartie. Die Patientin hat seitdem keine starken Beschwerden mehr. Mit der Handtuchübung hat sie ihre Beschwerden nach eigenen Angaben gut im Griff. Sie hat den Eindruck, dass sich dadurch die Wirbel immer wieder von selbst einrichten.

Frau H. aus F., 71 Jahre

Vorgeschichte und Beschwerden:
Die Patientin konnte sich kaum noch bewegen. Sie konnte die Arme nicht mehr hoch nehmen, konnte sich nicht mehr bücken, kaum aufrecht gehen, nur mit äußerster Anstrengung aus dem Bett aufstehen. Seit Jahren konnte sie nicht mehr im Garten arbeiten, für alles brauchte sie Hilfe. Die Patientin hatte sich schon damit abgefunden, im Rollstuhl zu landen.

Befund nach Dorn:
Beide Beine waren herausgeschoben, das linke um fast 3 cm, das rechte um ca. 1 cm. Beckenschiefstand: links höher, Iliosakralgelenk, Kreuzbein und Steißbein nach links verschoben. L4 und L5 nach rechts verschoben. Die Brustwirbelsäule machte einen Gesamtbogen nach links (Skoliose). 1. Brustwirbel besonders stark links hervortretend. 5. und 6. Halswirbel nach rechts, Atlas nach links verschoben.

Therapie:
Vier vollständige Dorn-Behandlungen mit anschließender Breuß-Massage im Abstand von 10–12 Tagen. Außerdem Ernährungsumstellung: unter anderem weitgehender Verzicht auf Fleisch, Wurst und Süßigkeiten. Viel Wasser trinken.
    Auch wenn die Patientin seitdem eigentlich keine Behandlung mehr brauchte, ließ sie sich anschließend prophylaktisch alle 3–4 Wochen nach Dorn und Breuß behandeln.

Nach der Dorn-Therapie:
Die Patientin konnte sich nach den vier Behandlungen wieder ohne Mühe selbst anziehen. Noch im selben Jahr fuhr sie sogar wieder Alpinski. Die Beschwerden verschwanden völlig und traten seitdem (zwei Jahre) nicht mehr auf.

Hinweis:
Wenn Menschen wie in diesem Fall über Schmerzen im ganzen Körper, in den Gelenken oder der Wirbelsäule klagen, sollte man stets auch an eine zu hohe Eiweißzufuhr oder Übersäuerung denken und die Ernährung entsprechend umstellen.

Frau S. aus M., 64 Jahre

Vorgeschichte und Beschwerden:
Die Patientin hatte Schmerzen im Kreuzbein. Seit einigen Monaten hatte sie Schmerzen, die sich außen von beiden Oberschenkeln bis zu den Knöcheln hin zogen. Auf die Frage nach Gallenbeschwerden und Wut gab sie an, dass sie seit Jahren Gallengries hätte und oft wütend und aggressiv wäre. Zudem klagte sie über Kopfschmerzen.

Befund nach Dorn unter Berücksichtigung der Meridianlehre:
Rechtes Bein um 2 cm zu lang, Beckenschiefstand. Der Schmerz der Patientin verlief entlang des Gallenblasenmeridians, der von der Oberschenkel-außenseite bis zur 4. Zehe („Ringfingerzeh") verläuft. Einige Akupunktur-punkte entlang dieses Meridians erwiesen sich als druckschmerzhaft. Die dem Gallenblasenmeridian entsprechenden Wirbel Th4, Th5 und C2 waren verschoben.

Therapie:
Korrektur der Hüftgelenke und des Beckenschiefstandes. Korrektur der Wirbel C2, Th4 und Th5 nach Dorn.

Nach der Dorn-Therapie:
Noch am Tag der Behandlung verschwanden die seitlichen Schmerzen am Bein. Darüber hinaus berichtete die Patientin, dass sie besser sehen könnte (Bezug von C2 zu den Augen!). Die Kopfschmerzen traten nicht wieder auf.

Frau V. aus V., 34 Jahre

Vorgeschichte und Beschwerden:
Die Patientin klagte über Schmerzen im Bereich der unteren Lendenwirbel-säule und der unteren Brustwirbelsäule. Seit einigen Wochen plagte sie zu-dem ein Tennisarm. Auf entsprechendes Nachfragen hin erklärte sie, dass sie Verstopfung hätte und Dinge schlecht loslassen könnte. Vor drei Jahren hatte sie ein Schleudertrauma.

Befund nach Dorn unter Berücksichtigung der Meridianlehre:
Rechtes Bein um 3 cm zu lang, Beckenschiefstand. Die Lokalisation der Schmerzen und die übrigen Beschwerden legten eine Störung des Dickdarm-

meridians nahe. Dieser verläuft etwa von der Mitte des Schultergelenks den Arm hinab, über den Ellenbogen bis zum Zeigefinger. Der Akupunkturpunkt Dickdarm 4 (an der „Schwimmhaut" zwischen Daumen und Zeigefinger) erwies sich als sehr schmerzhaft. Die dem Dickdarmmeridian zuzuordnenden Wirbel L1 (Dickdarm), Th3 (Lunge) und C4 waren stark verschoben. Dies galt auch für Th12 (Dünndarm).

Therapie:
Zunächst Korrektur der Hüftgelenke und des Kreuzbeins. Anschließende Korrektur der Wirbel L1, Th12, Th3 und C4 sowie Behandlung des Ellenbogengelenks nach Dorn.

Nach der Dorn-Therapie:
Nach der Behandlung bekam die Patientin zunächst starken Durchfall. Seitdem benötigt sie keine Abführmittel mehr. Die Rückenschmerzen und die Schmerzen im Tennisarm verschwanden völlig.

Frau L. aus L., 83 Jahre

Vorgeschichte und Beschwerden:
Die Patientin war bereits dreimal an der Lendenwirbelsäule (L3–L5) operiert worden, wobei die Wirbel mit großen Schrauben verbunden worden waren. Trotzdem hatte sie immer noch heftige Schmerzen, die sie nur mit entsprechend starken Medikamenten in den Griff bekam.

Befund nach Dorn:
Beinlängenverlängerung: links um 4 cm, rechts um 2 cm. Iliosakralgelenk stark verschoben. Die ganze Lendenwirbelsäule war starr, verhärtet, die Schrauben tastbar.

Therapie:
Korrektur der Beinlängendifferenz und des Beckenschiefstands nach Dorn. Korrektur der Lendenwirbelsäule, soweit dies bei der Versteifung möglich war. Breuß-Massage. Drei Behandlungen nach Dorn/Breuß innerhalb von vier Wochen.

Nach der Dorn-Therapie:
Schon nach der ersten Behandlung fühlte die Patientin eine deutliche Erleichterung. Nach drei Behandlungen war die Patientin völlig schmerzfrei und konnte ihre Medikamente absetzen.

Breuß-Massage

Die Breuß-Massage ist eine sanfte, gefühlvolle Behandlung der Wirbelsäule. Sie ist eine selbständige Therapie für die Behandlung zahlreicher Wirbelsäulenprobleme; sie lässt sich auch hervorragend mit der Dorn-Therapie kombinieren.

Dorn-Therapeuten geben die Breuß-Massage gerne vor oder nach der Behandlung oder gegebenenfalls zwischen zwei Behandlungsterminen. Sie wird von den Patienten bereitwillig angenommen.

Anwendungsgebiete

Die Breuß-Massage kann insbesondere in folgenden Fällen hilfreich sein:
*   Als Vorbereitung für die Dorn-Therapie vor allem bei sehr großen Wirbelsäulen-Problemen, starken Schmerzen, sehr fester Muskulatur, schwer verschiebbaren Wirbeln. Die Breuß-Massage entspannt die Muskulatur, die Wirbelkorrektur wird erleichtert. Sie ist auch für ängstliche, verkrampfte Patienten geeignet. Bei skeptischen Patienten hilft die Breuß-Massage, das Vertrauen aufzubauen.
*   Nach einer schmerzhaften Dorn-Behandlung zum Entspannen.
*   Auch bei Patienten mit Bandscheibenbeschwerden wird die Breuß-Massage mit Johanniskrautöl gerne zur Linderung der Beschwerden eingesetzt.
*   Als Alternative zur Dorn-Therapie bei sehr empfindsamen, ängstlichen Patienten, die so starke Rückenschmerzen haben, dass man sie nicht nach Dorn behandeln kann. Hervorragend bei akuter Ischialgie.
*   Die Breuß-Massage wirkt positiv auf den Blasenmeridian und kann darüber auch verschiedene Beschwerdebilder lindern (siehe S. 45).

Hinweis
Osteoporose- und Schmerzpatienten nur ganz leicht massieren. Die Massage darf nicht schmerzen.

Praktische Anleitung

Der Massageraum sollte Wohlbehagen ausstrahlen. Für Wärme, gute Luft, Ruhe und Ungestörtheit sorgen. Je nach Wunsch wird der Therapeut eine entspannende und leise Musik einschalten.

Benötigtes Material

• Massageliege mit Kopfteil oder Gesichtsschlitz. Wenn ohne Kopfteil/Gesichtsschlitz behandelt wird, Handtücher klein falten und unter das Brustbein und unter die Stirn legen.
• Handtücher
• Johanniskrautöl auf Olivenölbasis
• Seidenpapier (20 Zentimeter breit, 60 Zentimeter lang; siehe S. 214)

Durchführung

Ausgangsstellung Patient
Der Patient liegt auf dem Bauch, völlig locker und entspannt. Der Nacken liegt gerade, der Kopf auf dem Kopfteil. Die Arme liegen locker neben dem Rumpf, die Handinnenflächen zeigen nach oben. Die Füße sind leicht gespreizt. Füße möglichst etwas erhöht lagern. Gesäß unbedingt locker lagern.
Ein Handtuch deckt die Kleidung ab und schützt sie vor dem Verölen.

Ausgangsstellung Therapeut
Die Liege sollte von beiden Seiten zugänglich sein. Der Therapeut steht als Rechtshänder rechts und als Linkshänder links vom Patienten. Während der Massage tragen Therapeut und Patient keine Metallketten, -armbänder oder Quarzuhren.

Ausführung

1. Schmerzprobe

Mit den Fingern vorsichtig Lendenwirbel und Kreuzbein abtasten. Schmerzt die Berührung? Zuckt der Patient zurück? Wenn ja, dann die Massage ganz leicht und mit wenig Druck durchführen. Die Massage soll die Beschwerden lindern, nicht schmerzen.

2. Strecken der Wirbelsäule, trocken

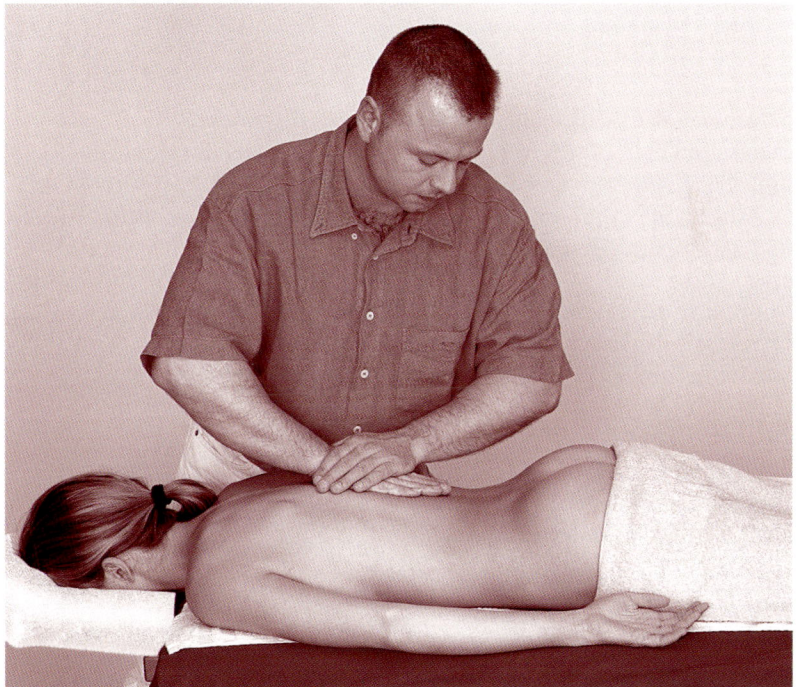

Abb. 44: Strecken der Wirbelsäule

- Einen Tropfen Johanniskrautöl auf das Steißbein geben.
- Der Rechtshänder legt den rechten Handballen auf das Kreuzbein, die Finger zeigen in Richtung Steißbein oder quer zur Wirbelsäule. Die linke Hand liegt quer über der Massagehand und verhindert ein ruckartiges Abgleiten. Die Handballen gleiten mit Druck das Kreuzbein entlang bis über das Steißbein und Gesäß. Der Druck ist schräg gegen das Kreuzbein

gerichtet. Am Ende des Steißbeins den Druck nur langsam zurücknehmen. Ruckartiges Loslassen sollte vermieden werden.

• Die Hände seitlich am Körper des Patienten hoch zur nächsten Position führen, nicht direkt über die Wirbelsäule gehen.

• Handballen etwas höher (weiter kopfwärts) an der Lendenwirbelsäule ausrichten. Wieder mit Druck der Wirbelsäule entlang über das Kreuz- und das Steißbein nach unten gleiten. Hände an den Körperseiten wieder hoch führen.

• Der Streckvorgang wird in etwa zehn Stufen wiederholt. Jede Stufe beginnt etwas höher an der Wirbelsäule bis der siebte Halswirbel erreicht wird. Dabei zügig vorgehen.

3. Strecken der Wirbelsäule mit dem Zangengriff, trocken

Zangengriff drei- bis viermal in Richtung Hals und drei- bis viermal in Richtung Gesäß ansetzen. Der Zangengriff lockert und streckt die Wirbelsäule.

Zangengriff (Abb. 45): Hände an der Kleinfingerseite aneinander legen und an der jeweiligen Stelle auf dem Rücken positionieren (siehe Abb. 45 oben). Ausgehend von der Kleinfingerseite gehen die Hände auseinander, wobei sich die Daumen zueinander hin bewegen. Schließlich die flachen Hände mit den Handinnenflächen auf dem Rücken kopfwärts (zum Hals) und steißwärts ausstreichen.

4. Ölen

Den Rücken im Bereich der Wirbelsäule vom Kreuzbein bis zur Halswirbelsäule gut mit Johanniskrautöl einreiben.

Hinweise

• Immer darauf achten, dass der Patient sich nicht verkrampft, weder im Gesäß noch im Bereich der Schultern und des Nackens.

• Kaltes Öl zuerst auf die Hand geben und dann mit der Hand über der Wirbelsäule verstreichen. Angewärmtes Öl gleich auf die Wirbelsäule geben.

5. Strecken der Wirbelsäule mit Öl

Punkt 2 (Wirbelsäule strecken) und Punkt 3 (Zangengriff) mit reichlich Johanniskrautöl wiederholen.

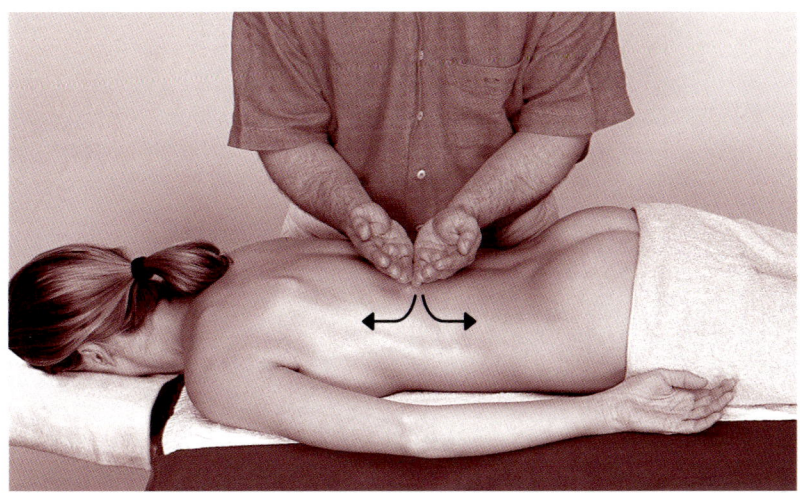

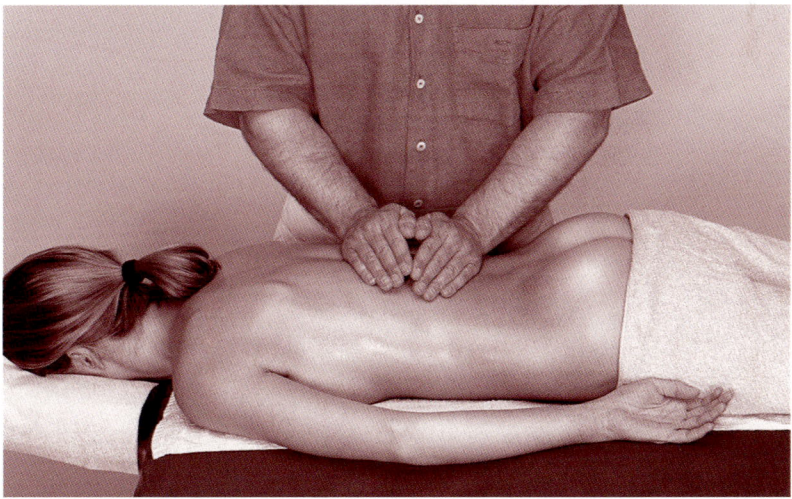

Abb. 45: Strecken der Wirbelsäule mit dem Zangengriff

6. Einrichten der Wirbelsäule, erste Stufe

• Zeige- und Mittelfinger der rechten Massagehand (beim Rechtshänder) am oberen Kreuzbein ausrichten (Abb. 46 zeigt eine spätere Position). Die Finger zeigen zu den Füßen des Patienten. Zwischen den beiden Fingern liegen die Dornfortsätze. Sie dienen als Führung. Beide Finger drücken in die Tiefe.

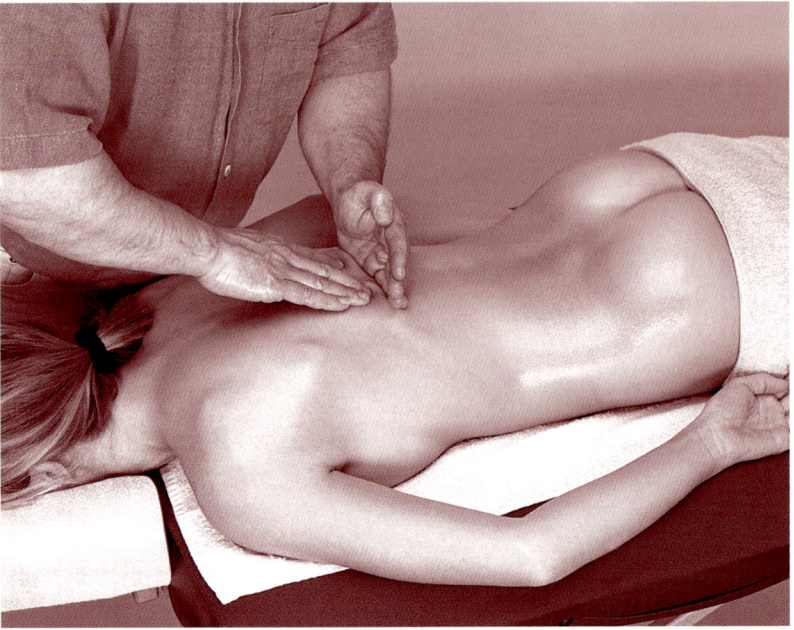

Abb. 46: 1. Stufe beim Einrichten der Wirbelsäule

- Die linke Hand mit der Handaußenkante (Seite des kleinen Fingers) quer zur rechten Hand ausrichten und etwa einen Zentimeter vor den Fingern der Massagehand auf die Dornfortsätze legen. Dabei drücken und schieben.
- Beide Hände vom Kreuzbein über das Steißbein führen. Die linke Hand läuft als Welle voraus, die beiden Finger der Massagehand hinterher.
- Die Hände seitlich am Körper des Patienten hoch zur nächsten Position führen, nicht direkt über die Wirbelsäule gehen.
- Zeige- und Mittelfinger der Massagehand und die linke Hand etwas höher an der Lendenwirbelsäule ausrichten. Wieder mit Druck die Wirbelsäule entlang über das Kreuz- und Steißbein nach unten gleiten. Hände an den Körperseiten wieder hoch führen.
- Das Einrichten in etwa zehn Stufen vom Kreuzbein bis zum Halsansatz wiederholen. Jede Stufe beginnt etwas weiter oben (cranial) an der Wirbelsäule als die vorhergehende Stufe.
- Abschließend noch einige Male mit den Fingerkuppen und der Handaußenkante bis über das Steißbein hinunterfahren. Nachölen, falls der Rücken trocken wird.

7. Einrichten der Wirbelsäule, zweite Stufe

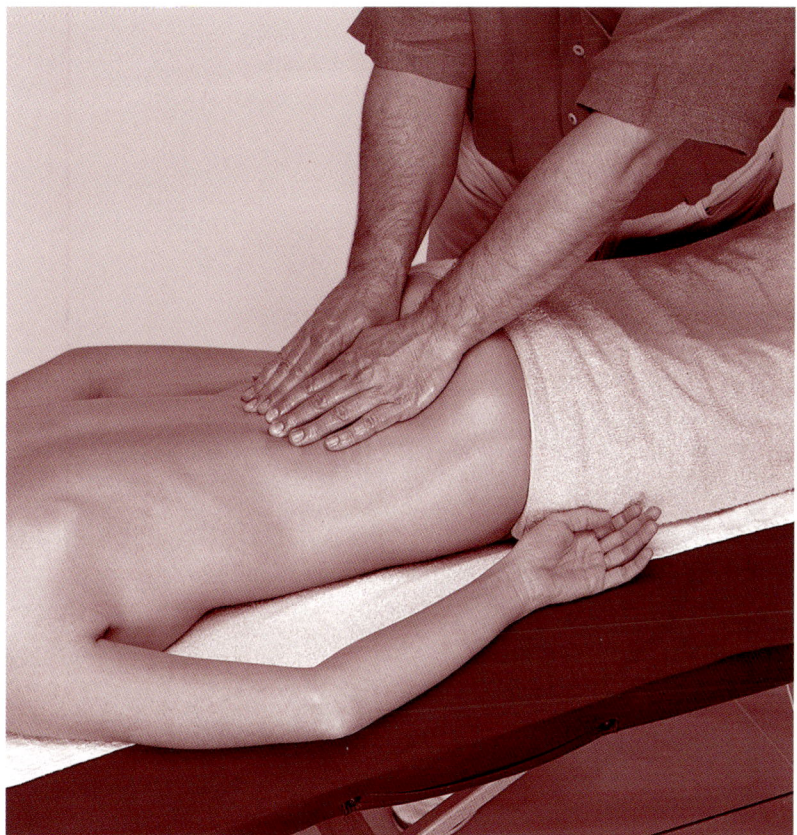

Abb. 47: 2. Stufe beim Einrichten der Wirbelsäule

- Das Einrichten in der zweiten Stufe erfolgt mit beiden Händen und mit ausgestreckten Fingern. Der Therapeut steht in Beckenhöhe des Patienten.
- Die Finger beider Hände zeigen zum Kopf des Patienten. Beide Zeigefinger ohne Druck auf die Dornfortsätze des Kreuzbeins auflegen (Abb. 47 zeigt eine spätere Position). Beide Mittelfinger neben die Dornfortsätze in die Rille legen (rechts und links von den Zeigefingern).
- Die Mittelfinger gleichzeitig unter Druck die Wirbelsäule herunter bis zum Steißbein ziehen. Die Zeigefinger führen, die Mittelfinger ziehen die Dornfortsätze nach unten.

- Am Steißbein nicht die Finger absetzen, sondern herzförmig von außen nach innen ohne Druck über den Po gleiten und an den Seiten des Patienten zur nächsten Position wieder hochfahren.
- Stufenweise in ca. zehn Schritten die Wirbelsäule bis zu den Halswirbeln hocharbeiten. Die Mittelfinger in der Mitte herunterziehen, herzförmig nach außen und wieder nach oben gleiten.

Hinweis
Bei Ischiasschmerzen nicht über das Gesäß hinaus nach unten massieren.

8. Papier auflegen und Ausstreifen
- Wirbelsäulenbereich nochmals reichlich mit Johanniskrautöl einölen.
- Seidenpapier mit der glatten Seite auf den Körper des Patienten legen. Das Papier bedeckt den gesamten Rücken.
- Mit beiden Händen abwechselnd von oben nach unten streichen. Die Finger zeigen zum Kopf, gleiten ohne Unterbrechung nacheinander entlang der Wirbelsäule bis über das Gesäß. Beim Reiben wird die Haut sehr warm und das Öl kann gut eindringen und wirken. Ausstreichen (kein starker Druck). Jeden Strich kreisförmig in der Luft beenden.
- Etwa zehnmal streichen. Der Patient empfindet das Ausstreichen als tief erwärmend. Die Haut soll das Öl aufsaugen.

Hinweise
- Das Seidenpapier darf sich nicht vom Körper lösen. Wo es sich löst, entsteht sonst ein kaltes Gefühl. Fortlaufend mit einer Hand nach der anderen über den Körper streichen. Eine Hand liegt immer in der Rücken-Po-Kuhle.
- Kein „Kampf mit dem Papier".
- Mit den Händen reiben, nicht drücken. Sanft arbeiten; vorsichtig, das Papier kann reißen.

9. Handtuch auflegen und magnetisieren
- Handtuch über das Seidenpapier legen.
- Als Rechtshänder die Seite wechseln, so dass der Therapeut auf der linken Seite des Patienten steht.
- Beide Hände locker nebeneinander auf das Kreuzbein legen. Die Hände liegen auf Höhe der Wirbelsäule; die rechte Hand auf dem unteren Kreuz-

bein, die linke Hand auf dem oberen Kreuzbein; die Daumen berühren sich nicht. Die Hände liegen quer zur Wirbelsäule. Hände etwa eine Minute liegen lassen.

- Die linke Hand eine Handbreit weiter oben auflegen (Lendenwirbelsäule), die rechte Hand kommt dahin, wo zuvor die linke Hand war. Haltung wie oben, die Daumen berühren sich nicht.
- Nach und nach die Wirbelsäule hinaufwandern. Hände immer etwa eine Minute lang liegen lassen. Der Patient sollte eine angenehme Wärme aus den Händen des Therapeuten spüren.
- An der Halswirbelsäule angekommen bleibt die linke Hand quer auf der Höhe des siebten Halswirbels (C7) liegen. Die rechte Hand auf das Kreuzbein legen, die Finger zeigen zum Steißbein.

Hinweise

- Beim Handauflegen/Magnetisieren positiv denken und sich ganz auf den Patienten konzentrieren.
- Beim heilmagnetischen Behandeln muss die Polarität der Hände berücksichtigt werden. Die rechte ist (auch bei Linkshändern) die Plushand, die linke die Minushand. An der Wirbelsäule ist die Polarität wie folgt verteilt: oben plus, unten minus. Die Hände sollten jeweils am Gegenpol aufgelegt werden, d.h. die Plushand auf der Minusseite (rechte Hand nach unten) und die Minushand auf die Plusseite (linke Hand nach oben).

10. Ausstreichen

- Mit beiden Händen vom Kopf bis über die Füße leicht ausstreichen. Die Hände streichen – die linke Hand auf der rechten Körperseite, die rechte Hand auf der linken Körperseite – direkt über den Körper hinweg bis über die Füße hinaus. Hände leicht ausschütteln.
- Das Ausstreichen zweimal wiederholen.
- Zum Abschluss wird der „Reißverschluss zugemacht" bzw. die Wirbelsäule „versiegelt". Langsam mit Zeige-, Mittelfinger und Daumen der rechten Hand ohne Berührung vom Steißbein nach oben über den Scheitel bis zur Stirn streichen.

11. Ruhepause

- Der Patient ruht einige Minuten. Gut zudecken.
- Der Therapeut wäscht seine Hände unter fließendem, kalten Wasser, um die vom Patienten aufgenommenen Schwingungen wieder abzugeben.

12. Kreuzbein strecken

* Der Therapeut steht wieder an der rechten Seite des Patienten. Handtuch und Papier vom Patienten entfernen. Das restliche Öl mit dem Handtuch sanft wegwischen.
* Dreimal mit der kalten rechten Hand das Kreuzbein nach unten strecken (siehe Strecken der Wirbelsäule zu Beginn der Massage S. 203).

Damit ist die Breuß-Massage beendet. Die Breuß-Massage nimmt etwa 20 Minuten in Anspruch.

Anhang

Literaturverzeichnis

Batmanghelidj, Faridun: Wasser, die gesunde Lösung. Ein Umlernbuch. VAK Verlag, Kirchzarten 2001

Dorn, Dieter; Flemming, Gerda: Heilen mit der Methode Dorn. Das Praxisbuch für die sanfte Behandlung von Rücken und Gelenken. Lüchow Verlag, Stuttgart 2003

Erstattungstabelle zum GebüH 85 (Euroausgabe 2002). Stand: 1. Januar 2002

GebüH 85. Gebührenverzeichnis für Heilpraktiker. Stand 2. Halbjahr 1996

GOÄ. Gebührenordnungen für Ärzte und Zahnärzte. www.e-bis.de, Stand 3. Quartal 2003

Graulich, Dr. med. Michael: Wunder dauern etwas länger. Eine schulmedizinische Aufarbeitung der sanften manuellen Therapie nach Dorn. Margarethen Verlag, Ottobeuren, 2. Aufl. 1998

Graulich, Dr. med. Michael: Fast alles ist möglich. Erfahrungsberichte, Weiterentwicklungen und Ausblicke der sanften manuellen Therapie nach Dorn. Margarethen Verlag, Ottobeuren 1999

Graulich, Dr. med. Michael: Die Farbe des Schmerzes ist rot. Heilung und Behandlung von Schmerzsyndromen mittels der SMT® (Sanfte Manuelle Therapie). Margarethen Verlag, Ottobeuren 2000

Graulich, Dr. Michael: SMT® – Der Schlüssel zur Gesundheit. Ein Lehrbuch der Kinder-Heil-Kunde auf der Basis der SMT® (Sanften Manuellen Therapie). Margarethen Verlag, Ottobeuren 2003

Gray, Robert: Das Darm-Heilungsbuch. Gesundheit durch Kolon-Sanierung. Droemer Knaur Verlag, München 2000

Hay, Louise: Heile deinen Körper. Seelisch-geistige Gründe für körperliche Krankheit. Lüchow Verlag, Stuttgart, 54. Aufl. 2003

Kelder, Peter: Die Fünf „Tibeter". Scherz-Verlag, München 1999

Koch, Helmuth: Poster „Die Dorn-Therapie. Beziehung: Wirbel – organische/psychische/seelische Beschwerden". Foitzick Verlag, München 2001

Koch, Helmuth; Steinhauser, Hildegard (Hrsg.): Dorn-Forum. Beiträge zur sanften Wirbel- und Gelenktherapie. J. Kamphausen Verlag, Bielefeld

Koch, Helmuth; Steinhauser, Hildegard: Bericht zum Deutschen Wirbelsäulen-Kongress der Dorn-Therapie (Kongress-Dokumentationen 1997, 1999, 2001 und 2003)

Lippert, Dr. Herbert: Lehrbuch Anatomie. Urban & Schwarzenberg, München, 3. Aufl. 1993

Neffe, Franz-Joseph: Sanfte Hilfe für den Rücken durch ein neues Daumendrücken. Neffe Verlag für Könnenschaft, Pfaffenhofen, 2. Aufl. 1998

Podleschak, Dr. Martha: Ismakogie. Schön – geschmeidig – lebensfroh durch Befreiung von Haltungsschäden. Eigenverlag, 8. Aufl. 2003

Raslan, Gamal: Der sanfte Weg zur Mitte: Die Dorn-Methode. Aurum in J. Kamphausen Verlag, Bielefeld 2003

Schmid, Oliver Bruno: Der Dreisatz (oder das Tai-Chi des Alltags). Eigenverlag, 1998, erhältlich bei Praxis Oliver B. Schmid, Hornburgweg 16, 91541 Rothenburg ob der Tauber

Schmitter, Dr. Jürgen: Schmerz – nein danke. Zähne – Kiefergelenk – Wirbelsäule. Eine starke Einheit für Ihre Gesundheit. Eigenverlag, Duisburg 2000, ISBN 3-00-006268-8

Schwarz, Matthias: Schmerzfrei mit der Dorn-Methode. 45 effektive Übungen zur Selbsthilfe. Foitzick Verlag, München 2003

Tepperwein, Prof. Dr. Kurt: Sind Sie sauer? Gesund durch Entsäuerung. Eigenverlag, ISBN 3-905114-68-2, Ruggell/FL 2002

Abbildungsnachweis

Abb. 2   Beispiel für eine Standvorrichtung: Fa. T. Panek, Ingenried

Abb. 3   Verlauf der Meridiane: Rüdiger Anatomie GmbH, Päwesiner Weg 19, 13581 Berlin

Abb. 4   Brustwirbel: Aus: Schäffler/Menche: Mensch, Körper, Krankheit, 3. Aufl., 1999 © Urban & Fischer, München, Jena

Abb. 5   Aufbau der Wirbelsäule: Aus: Schäffler/Menche: Mensch, Körper, Krankheit, 3. Aufl., 1999 © Urban & Fischer, München, Jena

Abb. 1, 6–12, 14, 16–33, 40–41, 44–47: Fotograf: Christoph Weiser, München, © Foitzick Verlag

Abb. 13, 15, 34–39, 42, 43: Fotografin: Isolde Wagner, München, © Foitzick
Verlag

Adressen

Seminaranbieter

Helmuth Koch und Hildegard Steinhauser, Webergasse 13, 88131 Lindau,
Tel. 08382/23319, Fax 08382/946239, www.dornmethode.com,
www.dorn-breuss-methode.de
Dieter Dorn und Günter Groß, Haslacher Str. 42, 88279 Amtzell, Tel.
07520/923195, Fax 07520/923224
Dr. Michael Graulich, Uhlandstr. 4, 87724 Ottobeuren, Tel. 08332/7071,
Fax 08332/937542
Fa. T. Panek, Therapiebedarf, Mindelheimer Str. 51, 87666 Ingenried, Tel.
08346/982356, Fax 08346/982368
Weitere Seminaranbieter im Internet unter www.dorntherapeuten.de, Ver-
bund der Dorn-Therapeuten, Erwin Wagner, Fa. WeSeWa, Auf dem Stein
14, 88662 Überlingen, Tel. 07551/62894, Fax 07551/9459852 (hierüber
auch Einträge ins Internet für Dorn-Therapeuten)
Um Patienten für die eigene Dorn-Praxis zu gewinnen, ist es hilfreich in entsprechende Therapeutenlisten aufgenommen zu werden. Zu nennen sind
hier insbesondere www.dorn-forum.net und www.dornmethode.com.

Bezugsadressen

Video-Lehrfilme
„Die Breuß-Massage mit Einführung in den Heilmagnetismus" Hildegard
Steinhauser, Webergasse 13, 88131 Lindau, Tel. 08382/23319, Fax
08382/946239, www.dorn-breuss-massage.de
„Die Dorn-Therapie" Heilung über die Wirbelsäule. Helmuth Koch,
Foitzick Verlag, München 2001
„Homöo-Orthopädie und das Tai-Chi des Alltags", Leitfaden für Patienten
und Seminarteilnehmer, Oliver B. Schmid, Hornburgweg 16, 91541
Rothenburg ob der Tauber, Fax 09861-93989, www.horth.de, E-Mail:
info@horth.de

Therapiebedarf
Fa. T. Panek, Therapiebedarf, Mindelheimer Str. 51, 87666 Ingenried, Tel. 08346/982356, Fax 08346/982368 (Mobilisator, Standgerät, Trittbrett usw.)
BodyWorks Großhandel, Friesengasse 20a, 60487 Frankfurt, Tel. 069/5964138, Fax 069/15053674 (Earthlite-Massagetische)
Regina Friz, Versand und Vertrieb, Castillostr. 19, 61348 Bad Homburg, Tel. 06172/84561, Fax 06172/898130, www.peter-friz.de (Trittbrett)

Johanniskraut-, Olivenöl
Gerda Riezler, Natur und Gesundheit, Hochgratstr. 22, 87545 Burgberg, Tel. 08321/677191, Fax 08321/677193 (Johanniskrautöl)
Hildegard Steinhauser, Helmuth Koch, Webergasse 13, 88131 Lindau, Tel. 08382/2331 (Olivenöl aus eigener Ernte)

Seidenpapier (Breuß-Massage)
Regina Friz, Versand und Vertrieb, Castillostr. 19, 61348 Bad Homburg, Tel. 06172/84561, Fax 06172/898130

Wirbelsäulemodell (zur Demonstration)
Regina Friz, Versand und Vertrieb, Castillostr. 19, 61348 Bad Homburg, Tel. 06172/84561, Fax 06172/898130, E-Mail: Regina.Friz@t-online.de
Sommer-Verlag, Waidplatzstraße 5, 79331 Teningen, Tel. 07663/94510, Fax 07663/945135, E-Mail: info@sommer-verlag.de

Stichwortverzeichnis

Weiteres zur Dorn-Therapie

Ratgeber

»Schmerzfrei mit der Dorn-Methode«
45 effektive Übungen zur Selbsthilfe
von Matthias Schwarz

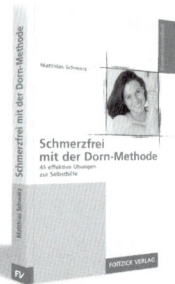

Der Ratgeber stellt erstmals ein umfassendes Selbsthilfeprogramm für den Laien vor, das nicht nur alle Dorn-Übungen mit Bild erklärt, sondern auch ein Muskel-Kräftigungsprogramm zur Stabilisierung des Heilerfolgs vorsieht.

2003. 188 S.
64 Fotos, Broschur
ISBN 3-929338-22-X

Poster

»Die Dorn-Therapie«
Beziehung: Wirbel – organische /
psychische / seelische Beschwerden
von Helmuth Koch

2001. 59,4 x 84,0 cm
ISBN 3-929338-13-0

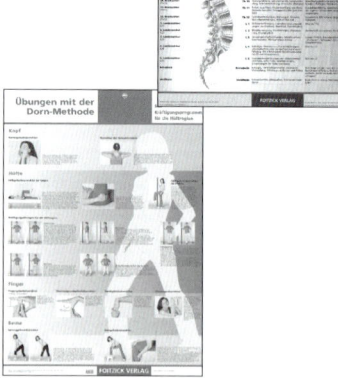

»Übungen mit der Dorn-Methode«
Mit Kräftigungsprogramm
für die Hüftregion
von Matthias Schwarz

2004. 59,4 x 84,0 cm
ISBN 3-929338-28-9

Weiteres zur Dorn-Therapie

Video

**»Die Dorn-Therapie«
Heilung über die Wirbelsäule.
Mit Breuß-Massage**
von Helmuth Koch

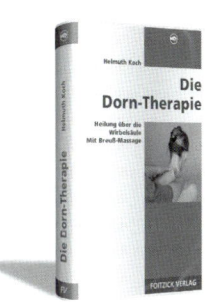

Die einzelnen Griffe der Dorn-Therapie
und Breuß-Massage werden Schritt für
Schritt demonstriert.

2001, 75 Min.
ISBN 3-929338-12-2

Registrierung für E-Mail-Newsletter

Wenn Sie per E-Mail über Neuerscheinungen im Foitzick Verlag
informiert werden wollen, senden Sie uns bitte folgende Angaben
(am besten gleich per E-Mail):

_____

Name, Vorname

_____

Anschrift

_____

E-Mail-Adresse

An:
Foitzick Verlag, Ungererstr. 25, 80802 München
Fax: 089 / 38 198 295
E-Mail: info@foitzick.de